U0232691

羊爸爸丛书

孩子生病都带着礼物 ❷

——妈妈的中医学习笔记

郭莎拉　著/绘图

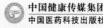

中国健康传媒集团
中国医药科技出版社

内 容 提 要

　　本书从一位学习中医的妈妈的视角，记录了自身学习中医过程中的一些故事、思考和总结。本书是一位妈妈的真实学习体验。除中医知识以外，还有中医育儿知识，作者像话家常般与读者交流，于生活化的叙述中，展现了传统中医与中医育儿智慧，本书语言通俗、幽默、深情，个别章节配有漫画小品，让读者在轻松阅读过程中产生共鸣。本书适合中医爱好者，尤其是家有 0 ~ 12 岁儿童的妈妈阅读。

图书在版编目（CIP）数据

　　孩子生病都带着礼物 . 2，妈妈的中医学习笔记 / 郭莎拉著 . — 北京：中国医药科技出版社，2022.8（2024.12 重印）

　　ISBN 978-7-5214-2789-9

　　Ⅰ . ①孩…　Ⅱ . ①郭… 　Ⅲ . ①中医儿科学—基本知识　Ⅳ . ① R272

　　中国版本图书馆 CIP 数据核字（2022）第 022413 号

美术编辑　陈君杞
版式设计　也　在

出版　**中国健康传媒集团** | 中国医药科技出版社
地址　北京市海淀区文慧园北路甲 22 号
邮编　100082
电话　发行：010-62227427　邮购：010-62236938
网址　www.cmstp.com
规格　880 × 1230mm $\frac{1}{32}$
印张　8 $\frac{1}{2}$
字数　191 千字
版次　2022 年 8 月第 1 版
印次　2024 年 12 月第 2 次印刷
印刷　北京盛通印刷股份有限公司
经销　全国各地新华书店
书号　ISBN 978-7-5214-2789-9
定价　49.00 元

获取新书信息、投稿、为图书纠错，请扫码联系我们。

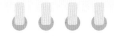

写在出版前

大家好，我是莎拉。

当我去实践中医技术的时候，我遇到了难点，尽管我自认为自己曾经是一个学霸。

一方面，因为中医和西医的思维不一样，它不是一个病名搭配一个方子，不是列一张疾病和药物清单就可以对照进行的。它是要看整体生命状态，要看疾病背后的病机，一个简单的咳嗽，都要仔细地通过辨证去看，是寒还是热，是虚还是实，病在中焦还是上焦，等等。这里就需要大量的观察、练习、实践、反思、试错。

另一方面，在实践的过程中，如果家里人没有和你一起学习，他们不相信，不想学习，同时也不允许你犯错。问题就变成：我要怎么让家人接受中医？我要怎么在很短时间内用我学过的中医技术处理好孩子的常见问题？

从 2014 年儿子出生开始，我和许多新妈妈一样，并不太顺利。从母乳问题、哄睡问题、大便问题开始，在这个过程中，养育孩子的问题就不是一个单纯的技术型问题了。它变成了婆媳关系问题、两性关系问题、情绪问题、自我价值感确认的问题。

一开始，我和杨爸一起运营"羊爸爸"公众号，看到的都

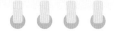

是孩子们生病，所以我们说"羊爸爸"的事业是为了天下孩子。到了后来，我们的想法就慢慢地变成了——我们要为了每一位妈妈。

我们知道，我们要对话的人，想抚慰的人，其实是妈妈。

所以，这就是写这本书的初衷。

在运营"羊爸爸"公众号的过程中，我还涉猎学习了传统中医以外的内容，包括心理学的精神分析流派、家庭排列系统疗愈、催眠疗愈。于是我尝试着在实践中思考如何把技术和心理结合起来的问题。

这本书是通过我自己的经历，和我所接触过的妈妈们的经历来写的。和我所写的上一本《孩子生病都带着礼物》不同，它不是一本中医育儿辞典，在需要的时候翻阅查找，它更像是一本希望启发妈妈们深入思考的书。

这本书的内容包括了四个部分：第一部分那些"传说"中的中医词汇是我对中医的基本概念的思考。第二部分相信身体的选择，将中医融合于我们的日常生活中。第三部分常见病的疾病模式，从病案的角度来展示中医辨证的思维。第四部分妈妈的烦恼与开阔，聚焦妈妈们的情绪状况、身心状况，也是这本书不同于其他中医育儿书的部分。

如果说学习中医育儿是考驾照的话，我的另一本《孩子生病都带着礼物》就是理论学习和考试，这一本《孩子生病都带着礼物2——妈妈的中医学习笔记》就应该是路考，和新手司机心得交流。

谨以本书献给每一位妈妈。

自序

2017 年那年的冬天，我所居住的南方城市忽然下雪，下得很大，是那种鹅毛大雪，对于没有见过厚雪覆盖的南方人来说，这场雪下得毫无顾虑、毫不扭捏。那几天我坐在窗前，感受着雪的敞开和坦诚。

一年来空气中积累的寒和湿被集合成另外一种形态，再一次毫无保留地回落到大地上来。对于雪来说，这是一种对大地的倾吐，而大地又得到了一番值得收藏的积蓄。

那么，既然我们可以把地球上随时都在发生的一些运转，比如二十四节气、四季、日升月落、地壳运动，看作是一种恒变。那我们的身体、生活，是不是也应该有这样的一种规律呢？

有一段时间，我感受到心口的淤堵，伴随着某种悲伤的情绪，萦绕在我的身体和感受中，当我越来越沉默的时候，忽然就开始不停地往外面吐痰，吐了很多痰之后，我感觉到心口的淤堵没有了。

心中的难过常常会转化为痰和水饮，堵在胸口的位置，如果没有完全宣泄，身体第一时间就会知道，身体从不说谎，而且只做它要做的事情，想方设法排出这些因为情绪积累的东西，呕吐是一个最短的通道。

虽然呕吐并不舒服，但呕吐之后，就开始舒服了。

我们更容易看到的规律是：处在不同地域、不同环境、不同季节，或是不同年龄，人们的身体和疾病表现方式会不同。比如，在夏天人们容易腹泻，在冬天人们容易上火；6岁以下的小朋友容易感冒发热……

其中，可以肯定的是：**在生命演化的过程中，不同的疾病和症状，会时不时地出现在人们左右。**

从孩子的生长发育来说，脏腑的成熟、器官的发育、抵抗力的增长，都伴随着疼痛和不适。这些疼痛和不适推动着身体的发育，到了青年时期达到最佳，而短暂十几年的青年时期中，我们还要去体验生活的各种滋味。我们可能会熬夜工作、学习、打游戏，也可能会为了一段恋爱而食不知味、寝食难安。在这些体验中，我们可能会出现一定程度的身体损耗。

我记得有个病案，孩子一直咳嗽，去了许多医院，看了很多专家一直无法缓解。最痛苦的时候，妈妈晚上要一直抱着孩子睡，否则孩子的痰就要翻上来，很不舒服，睡不着觉。后来这位妈妈接触了中医，给孩子进行了漫长的调理。在孩子生病的过程中，每当孩子出现剧烈的咳嗽，或者是高热，这位妈妈坚持用中医治疗，并且还需要忌口。一开始家里老人根本不同意这么治疗，闹了很多次，吵了很多次，翻脸了很多次。大概过了一两年的时间，经过调理这个孩子身体好了。此时，全家人不再讨论"中医好不好"的问题，而是开始按照中医养生的方式生活、饮食、运动、调节情志了。

我的一个朋友S，身形是瘦瘦的、薄薄的类型，她认为自己的淤堵比较严重，比较容易燥热、睡不好，容易胃胀、腹胀，腰

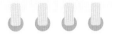

椎疼痛，有鼻炎，常有痰，气机不顺，走路和坐着的时候有些弓背。这些表现显示中气不足，也就是说上焦和中焦是堵着的，下焦又是完全虚的，没有力量的。但是最根本的在于她的神是不聚的，因为她除了睡觉，基本上思绪是杂乱的。

她一直在找方法解决自己的身体问题。有人说吃素会提高体质，她就吃素；有人说要吃一点维生素，她就吃维生素；有人说要补充点蛋白质，她就补充蛋白质；有人说站桩会提高体质，她就站桩；她吃过很多中药，试过刮痧、艾灸，但都没有明显改善。每次见到我的时候，便问还有没有哪位她没见过的中医，没尝试过的方法……而我大概知道，其实她接触的很多方法，只要做的时候保持安心，其实都是会有效的。不停地从外部找方法，是因为她一直在等待"他救"。

我的爷爷在 40 多岁的时候患了 2 型糖尿病，医生告诉他这病没办法根治，只能长期服药。随着病情进展，有时候可能会有一些器官病变，比如眼睛、腿、头部的并发症。从那时起，爷爷开始调整饮食，吃蔬菜，不吃水果，吃米，不吃面。他每天要求自己走路半小时，还发明了一套全身操，每天睡前做。我印象中的步骤是：先叩齿 5 分钟，然后双手抓握 5 分钟，最后闭眼、眼珠转动 3 分钟，做完睡觉。他就这样坚持了 40 年。他也不懂清肝、固肾、健脾胃，但他做的这些就是清肝、固肾、健脾胃，他把意志力集中在这些上面，这就是守神。

什么是真正能让自己健康的事情，我们身体本身是知道的。

我年轻时曾经因为失恋而痛苦消沉，许多朋友安慰我，最后都会说上一句："你要好好的，对自己好一点……"当时我一听，就觉得很生气。到现在我才有点儿明白这个话的意思——你要自

3

救，要活出你自己。

当我们决定自救的时候，就是开始探索和努力的时候，就意味着，医生是我们的亮光，而爬出泥潭，用的是我们自己的脚。

很少有人可以邂逅一个完美的医者，大多是经过一些无望的失眠，转而去探索和求真……当抹去了眼前的迷雾，决定自己要为自己的健康负全责的时候，那个灵魂医者突然就出现了，这个医者，既是一位外在医生，也是我们自己的心。

第一章
那些"传说"中的中医词汇

第二章
相信身体的选择

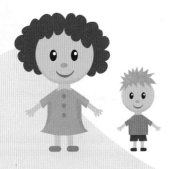

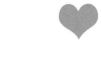

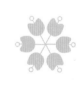

第三章
常见病的疾病模式

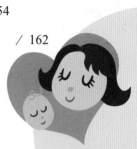

第四章
妈妈的烦恼与开阔

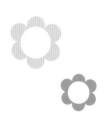

第一章
那些"传说"中的中医词汇

寒热：了解疾病的指南针

　　我的孩子了了在 4 个月的时候，发热之后拉肚子，去医院，诊断是细菌性腹泻，因为月龄小的缘故，医生给开了一些益生菌，服用后并没有明显好转。我们换了一家医院，检查结果一样，但是换了一种比较好的益生菌，价格稍高。

　　了了服用后似乎有一点好转，但好像又没有明显好转。刚刚觉得有改善之后，又开始增加腹泻频率。

　　后来我咨询一些比较有经验的妈妈，大家都觉得孩子精神还可以，所以大部分人都安慰我说可能这是一种生理性腹泻，或者是母乳性腹泻。

　　那时候了了每天拉的次数不是很多，精神上也还可以，能吃能睡，所以就没有再处理。但是直到拉了 20 多天的时候，了了的爷爷见到孩子，面色铁青，在隔壁房间和了了的奶奶抱怨我给孩子吃的奶没有营养，孩子没有长肉。我这才把注意力拉回到了了身上，去称重，发现这 1 个月孩子体重没有增加。而孩子 4 个月时应该是长得比较快的时候。

　　这个结果让我一下子就陷入惶恐了。当时就决定无论如何，要抛开所有的声音来处理。我本能地觉得，这个腹泻肯定是需要解决的，肯定不是正常的。

后来我再去药店。我问店员说，该买什么药？店员推荐益生菌，我说益生菌吃过很多种都不管用，店员又推荐她吃蒙脱石散，我说用过了也没有用。店员又说，要不贴肚脐贴吧。我说贴过几天，没有明显好转，就没贴了。去了几家药店，大约都是这个问答模式。然后再问了一个说得上几句话的医生朋友，结果也差不多。

后来经过一名中医的点拨，判断孩子是虚寒腹泻，因为月龄小，所以调理方向就是养脾胃。把孩子所有的辅食停掉，我自己忌口生冷，自制米油代替部分母乳喂孩子，没过几天，孩子好了。

我这才明白，问题在于我们根本没有认真地去找问题的原因，而是一直都在"努力证明自己的对错"中浪费时间。

所以在看待身体问题的时候，最容易让我们出错的是大人带着自己的主观情绪。这是我们需要警惕的。

来看问题的重点。

任何药物使用超过3天，尤其是小孩子常见的问题，如果没有任何好转，就要客观地重新去审视治疗方向。

第一，信息量很大，细菌、病毒、生理性等概念，如果都不了解，就去找一个方向性的东西。

中医用来分类疾病和治疗方向的原则和西医不太一样，具体的辨证分型较多，很多朋友听到了诸如脏腑、经络、表里、虚实、阴阳这类词汇，就试图想要去套用，但是作为一个普通妈妈，我觉得，初学中医的时候，这样反而容易走偏。

其实，这些陌生的词汇和概念可以先不用搞懂，你就去领略一个大的方向就可以了，慢慢地就会有自己的思考和见解。这个思维非常重要。

寒热是可以找到处理方向的一个简单原则，比较容易辨认，而且不需要现代化的仪器。只要做体征的观察，比如大便、尿、睡眠、饮食偏好、情绪、精神状态、皮肤等，就可以有一个初步的判断。

寒热的大方向搞清楚，孩子生病的时候，我们至少不会帮倒忙。

病是寒证，用药应该是温性的或者热性的；病是热证，就会知道用药应该是寒性的或者凉性的；病是寒热夹杂证，那用药肯定不会是大寒或大热。小孩子一般不会用到偏性太大的药物，除非是久病。就算是寒热暂时搞不清楚，那至少要知道：如果吃了这些药几天没有用，或者吃了这些食物病情更严重了，那就需要冷静反思，重新审视，做其他打算，以免走向错误的方向。

我们先一起看一下中医对寒热的认识。

• 一切寒证：面色唇口青白无神，目暝蜷卧，声低息短，少气懒言，身重畏寒，口吐清水，饮食无味，不思水饮，即饮亦喜热饮，二便自利，自汗肢冷，指甲青白冰冷，伴小腹寒痛等。

• 一切热证：面目唇口红色，精神不倦，张目不眠，声音响亮，口臭气粗，身轻怕热，二便不利，口渴饮冷，全无唾液，芒刺满口，烦躁谵语，潮热盗汗，干咳无痰，饮水不休。

我们先从舌苔、饮食等表面的单独症状来看寒热的趋势。

舌苔

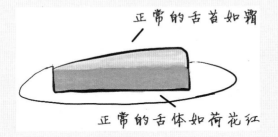

正常的舌苔如膜

正常的舌体如荷花红

就表面来说，舌苔白为寒，黄为热。如果舌苔很厚，则黄的程度代表热的程度。

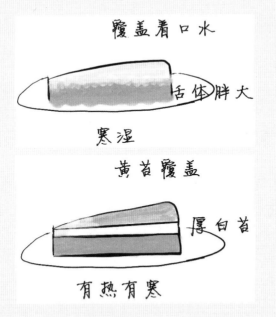

覆盖着口水

舌体胖大

寒湿

黄苔覆盖

厚白苔

有热有寒

我们可以把舌头想象成身体内部环境。舌苔厚，可以简单地理解为身体内部有一些没有代谢掉的垃圾，这些垃圾可能是痰湿、水饮、宿便等，反映到舌苔上为厚。

如果舌苔厚而且腻，可以理解为身体的垃圾偏寒。

舌苔水润代表湿。没有舌苔或部分舌苔脱落，可以观察舌体，舌体的颜色比较嘴唇更红一些代表有局部的热；如果舌色很淡，很白，则代表有寒。

健康时舌苔在一天之中也是变化的，由于受睡眠、饮食、消化过程、运动的影响，身体会自动地去调节，所以没病的时候不需要常常看舌苔，有可能现在看着很厚，过一会儿就变薄了。只有生病需要处理的时候，且要避开起床、吃饭、喝水、运动半小时内，才需要来观察舌苔作为辅助判断。

饮食偏好

一般情况下，一个人忽然不愿意吃饭，是寒的证据，因为消化能力不足，运化能力下降了。一直以来都不愿意吃饭的，也一样是寒，且这个人的体质已经形成了某种格局，但是这也不是不能改变的。

如果一个人忽然吃很多，通常是中焦有邪热。这就好像，火很旺，但是柴火没有了，再烧下去就要伤到物质层面了，那就要添柴火，这个柴火说的就是食物。这可以认为是局部的热证。但是这个热从哪里来，要进一步去看。

如果一个人一直以来都要吃很多，而且吃下去还不消化，那就可能是寒了，因为总是填不够柴，运送转化柴的能力非常有限，这种情况是局部热证的同时，也是虚寒。本质是虚寒。

喜欢吃温热的东西很好理解，是寒。那么，喜欢吃凉的东西是不是热？可能有热，但是不是热，要整体地看。

喜欢吃甜的、辣的，是寒。喜欢吃苦的东西，比如苦瓜、绿叶菜，是热吗？可能是，也可能不是，也可能会有局部的热。

喝水

口渴想喝水，而且要喝凉水才过瘾的，津液不足是肯定的，如果有热，会烧干津液，这个是可以推理出来的。口渴想喝水，但要喝热水的，也是津液不够，但是是明显的寒。

口渴但不想喝水，比如喝了想吐，是身体里本身有水饮，代谢不了，没有能力代谢，这个是寒。

大便

如果一个人的大便是臭的，尤其是恶臭的、酸臭的，不管质硬还是软，还是稀，则至少是局部的、中焦的热。这就好比夏天的垃圾，发酵了就发臭了。但是我们知道，冬天的垃圾不会特别臭，尤其是在东北的冬天，剩菜、剩饭都冻住了，就不会臭，所以如果大便不臭，甚至有一点腥，尤其是容易散、不成形的，那一定是寒。

但是如果一个人大便一直都很臭或者酸臭，这就要考虑其体质和生活习惯了，吃的食物一直不能被很好地消化，这个就是虚寒。

一直以来大便量比较大，次数也比较多，比如一天3次，则是吸收不好的表现，吃下去的食物吸收得没多少，都变成糟粕了。这个是寒。

如果大便一直量少，次数也少，比如很多天1次，而且都是羊屎蛋样的，则是津液不足的表现，身体无法转化足够的津液供给自身，也是运化能力不足的表现，这个也是虚寒。

尿

尿液比较清，尿量很多，可能有水饮，可能是身体代谢不了水饮，相对是偏寒的。尿液比较黄，尿量比较少，而且一天当中所有的小便都如此，是热，因为有热的时候会耗干津液。

小朋友三四岁之前会时不时地尿床，有人认为是虚寒，实际上，小朋友从出生到长大，阴气和阳气是在生长的，也就是从很稚嫩的阴阳，成长到成熟的阴阳，可以自己解决身体的问题，所以我们也可以理解为，小孩子就是会有一点所谓的"虚寒"。这个是不需要专门去处理的。

但是大一点的时候，如果还尿床，或者在生病时伴随尿床，就是寒，是需要被重视的，家长一定要注意。

冷热和分泌物，气味

怕冷就不用说了，是寒证。怕热是不是就是热证呢，可能是有局部的热证。出汗多，而且是黏的，汗味臭，是热证；出汗多，但是清稀的，没有味道，是寒证。

一直出汗很多，坐在那里不动就出汗，睡下1小时后还出汗，开着空调也出汗，那不管汗是清的还是黏的，都是寒。人体的毛孔排汗系统只在需要的时候开放排汗，如果总是在排汗，一个是因为内部有问题，另一个是这个身体它无法自由地关闭对外的渠道，所以是寒。

　　清鼻涕是寒，如果一整天鼻涕都是黄的，说明津液不够了，是局部有热的迹象。清痰是寒，黄痰则是有热的迹象，而热的根源在哪里，要去找，可能是寒，也可能是堵。

　　流口水有热有寒，但是如果一直流，是虚寒，因为这个身体对身体的水液控制代谢能力不足。

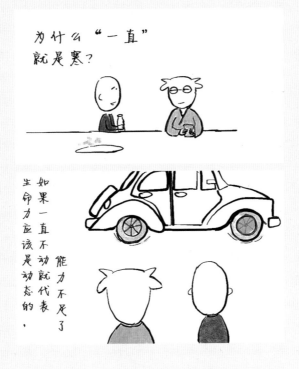

红热，肿胀，炎症

　　不发热的时候，手、脚、肚子也很烫的，这个和脾有关，和积食有关，是热。

　　头晕，有水饮往上走，头会晕，是寒。

　　舌头、嘴巴热，屁股红，嗓子红肿，疱疹，手足口病，耳朵流脓，中耳炎，口疮，等等，这些症状表现得比较剧烈的时候，更偏向于热。身体的疼痛也是一样，比较剧烈的、变化很快的疼痛，偏向于热；没有伴随红肿、充血，发作慢，程度也比较轻微的疼痛，则偏向寒。

腹痛，腹中有水声的，喜欢按压，喜欢暖和的地方，偏向是寒。腹痛的时候不喜欢按压，说明这个肚子里有气滞，腹部发热，也不喜欢热敷，伴随腹胀，偏向有热。

睡眠

小朋友翻来覆去睡不着觉，常见的情况是吃得不舒服，有热的情况，但是不绝对。

撅着屁股睡觉，也是肚子不舒服，气都堆在中焦了，这个比较像孕后期那种感受，跪着睡，把肚子悬空，那样比较舒服。这个是有积食内热的迹象。

趴着睡觉，要找一个枕头贴着肚子，这是寒。但是如果一直趴着睡一直撅着屁股，这就是要考虑体质和长期喂养的问题，身体没有能力调整自己，这个是寒。

睡觉做噩梦，梦见很恐怖的场景，是虚寒。梦见自己很热，要踢被子，有局部的热。睡觉梦见烦躁的事情，大哭大叫，很愤怒要打人，是局部的热。

情绪

性格上的表现我们也许不一定需要去处理，但是如果某些时候忽然有情绪异常的表现时，其实是身体处在一种不同寻常的状态中，我们需要去注意，把它作为一项观察的参考。

生病的时候烦躁、说话声音很大、喜欢攻击、行动比较快、表现得比较激烈的情绪都偏向热。胆小羞怯、容易怕生、沉默、行动比较迟缓、自卑、沮丧、流泪、没有安全感，是性格使然，也是寒的表现。

爱哭又爱笑，情绪的承受能力不足，是寒。

寒热的迷思

从上面的症状归类，我们大概可以了解到寒是一种温度下降、生命力下降、活力下降的表现，比如肚子凉的便秘，拉出来的大便没有任何味道，我们就可以想象，这个孩子的肚子就像一个冰箱，把整个胃肠道的代谢速度降低了，而排出的排泄物也都是像冻住了一样的颗粒状，没有任何气味。

而热则相反，是一种生命力、温度、活力的活跃状态，比如一个孩子在肚子很热的情况下，同时大便非常臭，手心很热，舌头有点红，脾气很大。那么我们可以想象，这个孩子胃肠道的温度很高，像一个锅，这个锅开始加热，目的就是为了把身体里没有代谢的东西加热到容易被分解和代谢的程度。这样的热，是生命力的表现，中医也叫作正气。

而仅仅知道某些症状属于寒或热还不够。更重要的问题是，我们会发现一个孩子，或者成年人身上会同时表现出又有寒又有热、又有虚又有实的情况。寒热虚实交错在一起的时候，我们就容易迷惑。

中医辨证的关卡就在这里，这个时候我们就需要问，哪些是假象，哪些是根本的问题。

11

把体质作为基础参考

有个陷入懵圈状态的妈妈，她有个 3 岁的女儿。我看了她女儿的舌苔，整个舌质非常淡，3 岁的孩子舌头就有了裂纹，舌苔是白的，有一些小红点。孩子睡觉的时候，会把脚伸出被子的外面，这是一个长期的行为。甚至，有时候会有小便后尿道痛的情况，这个孩子在很长的一段时间里，发热后就会反复惊厥，而且食欲很旺盛，吃得多的同时，并不长肉。

其实，相对健康的孩子会有能力解决身体上的一些问题，比如发热的过程，通常身体里的气血可以被自如地调动到需要的地方，比如调动到胃肠道去解决食物垃圾，比如调动到咽喉去解决痰湿的阻滞。但因为体质不同，也有小朋友是没有能力做到这些的。

这个孩子反复惊厥就是一种"身体没有能力"的表现，惊厥的本质就是一种身体无法及时产生津液所触发的一种抽动和功能性失调。从中医的角度来看，这一方面是一种虚，也就是该有的能力没有；另一方面，惊厥，尤其是短暂的惊厥，其实是对身体津液大量缺失的急救。

那么既然这个孩子是虚的，舌头也是白的，为什么还会呈现出热象，会怕热？会吃很多？甚至尿道痛？

我们可以想象，干旱时节，土地没有雨水而慢慢地分裂，土地上开始有了一道一道的沟，将整片的土地分割成很多小块，这种干燥，甚至是燥裂就造成了身体的气血不流通的情况。如果这个时候有一些小雨，但因为燥裂的原因，雨水也无法快速地浸入到整片土地，我们就会很想把整个大地震动摇晃一下，让水疏散，这就是为什么会有惊厥。

所以这个孩子表现出来的热，是因为缺少津液表现出来的燥热，这种热不仅是身体的调节能力不足，而且是物质形态不足，物质形态就包括人体的津液，西医叫作组织液。

所以这个孩子的根本问题其实是虚，是寒，就是该有的东西没有。要在虚的基础上去解决问题。像这样的孩子的燥热，清热时要很温柔，因为太过了，又会伤到她。所以通常我们会建议这样的孩子除了看中医吃一点药之外，主要还是需要靠长期的生活方式调节，比如食疗、运动等方式来调理身体，温和地去补他的阴，也就是津液、血液等实体的东西，那么身体的调节能力就会慢慢恢复。

一些"热"背后的原因是壅塞淤堵

相较而言，比较普遍的寒热并存的情况是这样的。比如孩子因为没有穿好衣服，开始打喷嚏、流鼻涕，鼻涕是清的，受寒了，很怕冷，看舌苔可能是薄白的一层，但同时我们发现这个孩子有咽喉肿痛的情况。我们就会想，既然是受寒，为什么咽喉会肿呢？

看大便没有明显的臭味，尿不黄，手脚都是凉的，也没有胃口，也不爱喝水，都是寒象，为什么唯独咽喉会有热象？

我们知道受寒的时候会产生痰湿，痰湿会成为鼻涕，流鼻涕是为了排这些痰湿。但要能流鼻涕也是需要能量的，气血要去到头面部推动鼻涕排出，否则这个鼻涕就流不出来，可能就会塞住。这个时候我们就知道气血的走向是往上的，往头面部聚集的。

所以这个孩子的咽喉肿痛其实就是因为大量气血壅塞在咽喉处，过不去了。这个时候我们就知道，孩子生病的本质问题是受寒，伴有一点气血的壅塞，如果不严重就不需要去清热，可能只是加强他的下焦能量，或者是用药解开这个壅塞，就可以解决。

　　具体如何用药，首先要仔细辨证，还要知道药物的性味和方向作用，才可以准确处理。

　　在这几年里观察过的孩子中，我发现局部的热证，大多数都有一个寒的体质基础。

　　关于寒热有两句话：

　　"热，很多时候是因为滞，而滞本皆因寒。"

　　"没有绝对的热，也没有绝对的寒，都是相对的。"

　　这两句话要牢牢记住。

舌苔：身体内部情况的显示器

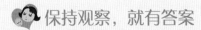 ## 保持观察，就有答案

有一次我和梅子讨论孩子发热问题，她在微信里向我陈述了情况：她的孩子从发病前1周开始，包括对大、小便的颜色、质地、频率的描述，早、中、晚的出汗情况，喝水频率和量，身体各处体温对比，食欲，还有20多顿饭的大概内容，计划内和意外的加餐情况，饮食调整，情绪状况……

她自己按照八纲辨证分析，做了用药的选择。之后又说明了用药后孩子以上各方面的状态变化……

整个过程中不需要别人给她意见，过了几天，她自己就基本把问题解决了。梅子是我见过观察孩子情况最认真仔细的一个。讨论的时候她的孩子也3岁多了，算起来，从开始学习中医，持续每天观察孩子的舌苔、大便、睡眠，也有900多天了。

中间有个插曲，是关于孩子爸爸的。因为孩子爸爸一直以来没有用心管娃，没有关心娃的吃喝拉撒，为了让他爸爸体会到养娃的正确逻辑，梅子决定把正在发热的孩子交给爸爸来带，自己去上班。我问她对此会不会有所担心，她回了一句："这个发热没什么大不了的，最多就是耽误几天，孩子多吃点苦头。"

带着一种久经沙场的气势。

当然，这种做法我们是不提倡的。只是在讲**无微不至的、持续的观察是对中医学习的最佳练习，没有之一。**

梅子说，她的孩子每次吃苹果，哪怕是热过的，大便就会塌软下来。吃过牛肉干后晚上睡觉会放一连串的屁。香菇吃多了就会长口疮。又吃猪肉又吃蒸鸡蛋肯定遭殃，消化最好的时候一天里荤的食物也不能超过两样。中医老师说这些那些的不能多吃，那具体能吃多少？谁也不知道。自己的孩子，就只能一点一点地试，每次试了都记下来。

开始真正了解孩子，主要还是从注意到这些俗事开始：大便臭不臭，小便黄不黄，嘴巴有没有味儿，有没有总是抠"屁屁"，打不打呼噜，舌苔如何，吃饭还是喝粥，穿不穿背心，换不换短裤……

大部分人都可以通过观察了解到一些生命生长的规律：观察孩子 3 个春夏秋冬，就会知道孩子春天容易发热；而夏天，皮肤上容易长东西；到了秋天，容易拉肚子；过了冬至，差不多要开始咳嗽了。但也许我们从来不知道什么是五运六气，什么是风寒暑湿燥火。

更有仔细的朋友，只要陪孩子睡 3 个春夏秋冬，就会知道：孩子忽然尿床后，可能会开始生病；夜里磨牙，第二天早饭会吃不下；晚上做噩梦的那些天，要么是受了惊吓，要么是正在发热；看动画片时间太晚，兴奋之后会睡不着；如果一直晚睡，也许就会发现蛀牙，牙齿变黄，腰凉……但这并不需要学习关于"胃气"的概念，不需要知道关于"精、气、神"的运作，甚至连五脏六腑都不需要知道。

拿厚舌苔来说吧！

最早梅子开始学习中医的时候，知道舌苔很厚的时候会有积食。杨爸没说这只是其一，还有其二、其三……后来梅子看多了舌苔后发现，大便很好的时候也会有厚舌苔。再后来看很多咳嗽的案例，很多厚舌苔的情况下都找不到明显的积食证据，还有很多感冒的案例，也找不到相关证据。

不是说好了厚舌苔要有点积食么？

接着继续观察，发现没有明显黑臭便的时候，舌苔厚白其实是寒和痰湿的表现。而很多情况下，单纯的受寒感冒和受寒咳嗽，包括痰湿咳嗽，也都会出现舌苔白厚的情况。

当时梅子下了一个结论：厚舌苔要么就要有积食，要么就要有痰湿。

再后来梅子又看到一个孩子的舌苔，长期都是白厚的。但是奇怪的是，他没有流鼻涕，也不咳嗽，嘴巴也不臭，晚上睡觉也没有什么动静，大便也很通畅，唯一就是孩子比较瘦。

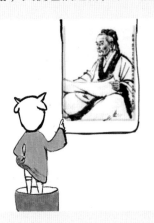

又继续观察，不咳嗽，不感冒，但是厚舌苔的情况普遍存在。杨爸解释：这是一种气血循环速度慢的情况，就好像是一辆车，如果行驶在泥泞的路上，车身上确实会有泥，而且速度

会降低，但是确实不会影响前进，只是慢了一点。

于是梅子又下了一个结论：厚舌苔要么有积食，要么有痰湿，要么就是脾胃虚寒。

再后来她又看到一个孩子的舌苔，也是白厚。小女孩 4 岁左右，秋天一起吃火锅，饭前还没上菜的时候她便吃了西瓜，喝了凉果汁。后来小女孩吃了 4 块羊排，5 ~ 6 块牛肉，3 小碗的汤面条，一顿饭期间没吃任何蔬菜，吃完饭后还向妈妈要了一杯酸奶喝……听她妈妈说，这是她的正常食量，而且她大便很好，睡觉很好，也很少感冒，身体也很结实，活力十足，没有一点虚寒的样子。

梅子又继续观察，原来舌苔在一天之中是动态变化的。早上起床的时候舌苔很厚，因为身体还没有完全醒来，所以是正常的。吃了一顿不好消化的饭后，舌苔可能会变厚，但是如果经过休息或者运动等调整，舌苔就会恢复正常。上面那个孩子就是这种情况。

后来梅子又下了一个结论：厚舌苔不一定是积食，但积食一定是厚舌苔。

但是，再后来她又遇见了一个孩子，积食的时候，没有舌苔……

后来她经过观察知道，舌苔的反应一般会滞后，积食在肠胃刚刚堵起来的时候，还没有来得及反应到舌苔上，就没有舌苔变厚的变化；而阴虚的孩子可能会一直没有舌苔，但没舌苔又不代表一定是阴虚的……

从梅子的经历我们得知，一开始观察身体的时候，可以下的唯一定论就是：**不做任何定论，让一切只是假设，并保持一种审视，这就是客观的感受，不带任何评价和自我情感记录。**

这会让我们进入到一种清明之中，并感觉到没有被任何事物所捆绑。

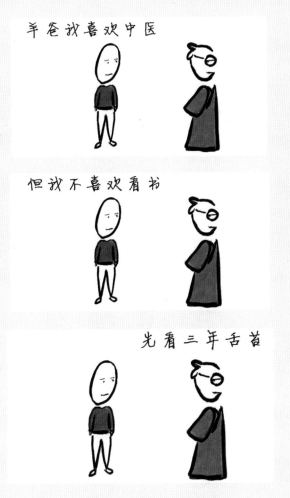

羊爸我喜欢中医

但我不喜欢看书

先看三年舌苔

当我们不再以限定的思维来看待事物的时候，我们会隐约洞见人与世界的潜在规律。而这种长时间的观察背后，会有一种超越在学识之上的洞见。无论我们是不是正在学中医，这都会推动我们对生命的理解。

看舌苔的基本逻辑

舌象其实是体内状况的全息影像，就像一个缩小的体内世界。人的身上有很多这样的全息影像，包括耳朵、脚底、手掌，都可以通过正确观察，来了解身体的整体状况。舌头不同的区域代表不同的脏腑器官，舌头的颜色、舌苔的状态代表体内津液、代谢垃圾的运行状态。

先看一个基本正常的舌苔，不能说是 100% 正常，但是基本可以从舌质的颜色、舌苔的薄厚程度去作为一个参考。舌头颜色是淡红色，质地比较嫩，感觉是津液充足的舌头，舌苔是薄薄白白的一层，舌尖部分没有被舌苔覆盖，舌头两边的舌苔相较于舌头中间的苔更薄一点，这些都是正常的。

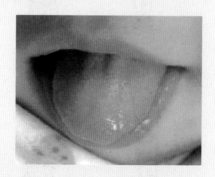

如果我们要看一个人或者孩子的体质，一定是看他舌头的质地，如果要看一个孩子在一个病程中寒热的基本方向，也是先看舌质。

那么首先我们就要问：我们看到的这个舌头的质地，是软的、嫩的，还是比较老的、柴的？软嫩的舌头我们可以想象津液是相对足的，他身体里的气血流动是比较通畅的，这样舌头的人，只要一点点营养就够了。而老的舌头相对津液是不足的，气血的流动相对来说是有阻碍的。像下面这个舌头就会老很多，这是一个成年人的舌头，像成年人的健康问题、营养不良的问题，就需要长时间慢慢地调理。所以其实老嫩也和年龄有关系，大人的舌头普遍不会像小孩那么嫩，一定程度上的老也是正常的。

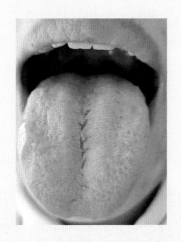

然后是看舌头的颜色，这个比较容易，如果舌头是很红的，可以想象这个人身体里的气血是比较旺盛的而且是有热存在的。像下面的舌头就是较为红的。

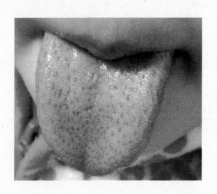

接下来，我们要看舌头的形状，是长长的、尖尖的，还是扁扁的、圆圆的？舌头的大小是怎么样的？是伸出来以后把嘴巴占满了，还是伸出来比嘴巴小很多？

瘦瘦长长的舌头，有时候看上去也比较容易老一点、柴一点，这个说明身体里的气血相对不足，就好像健壮的人和瘦弱的人之间的差别。健壮的人跑起来稳定而有速度，而瘦弱的人跑起来就会比较慢，而且很容易累。

相对的气血不足还表现在舌头的凹陷、裂缝上。舌头凹下去形成一个坑，或者中间有一条沟。这个就像是气球，如果气球里的气很满，这个球就会很有弹性，很有型，如果气不足了，那么舌头包括身体的状态就是松松垮垮、撑不起来。这是阳气相对不足的一种状态。在不同的地方凹陷也各有不同，常见的是在中间段的凹陷，就是代表中焦阳气不足。

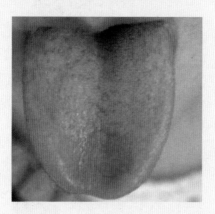

舌尖的问题也很常见，如果在无意识的时候伸出的舌头都是长长的，那么我们就可以推断这个人当下的状态是紧绷的、小心翼翼的、被拘束的。

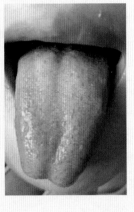

　　罗大伦老师（中医诊断学博士，原任北京电视台《养生堂》节目主编）常常说这样的舌头和肝气不舒的关系很大，也就是由压力造成的，无论是学习、工作，还是来自家庭氛围的压力。

　　舌头肥大，把整个嘴巴都给撑满了的，尤其是这个人本身不胖的情况下，我们就可以推断这个身体里的水液代谢，即痰湿代谢出了问题，全部壅塞在身体里面。这就好像是泡了水的馒头，变得很大。像下面的这个舌苔，主诉是腺样体肥大，有鼻炎，打呼噜严重。我们推断这个孩子身体里有很多痰湿不能代谢。这一点从厚厚的舌苔上也可以看出来。这样会加重身体负担，气血的运行会因为带不动这些痰饮而产生瘀滞，造成一种虚寒的状态。

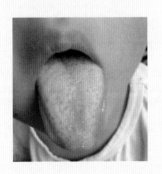

还有的医生会看舌下的状态，舌下的络脉是什么颜色的，是紫色的，还是黑色的？有没有凸起、暴胀？这里也提示气血的运行状态，如果是黑色，有很明显的凸起，就好像是血液的运行被什么堵住了，这就是一种瘀滞。

再来是看舌苔的状态。从西医学角度来讲，舌苔是一些微生物，就像苔藓，它有保护身体运行的作用，但是如果太多，就会阻碍身体的气血运行。舌苔的颜色、状态，则说明了这些微生物的状态。中医认为过多的苔就已经不是有帮助的微生物，而是一种非正常的状态了。

看舌苔要看舌苔的颜色，是白的还是黄的？还是白里透着黄？舌苔是薄的，还是厚的？正常的舌苔是薄白的，两边和舌尖更薄。如果苔是白的、厚的，代表身体里有一些代谢垃圾，属寒；如果舌苔是黄色的，则是体内代谢垃圾堆积，产生了郁热。

下面我们整体来看舌苔。

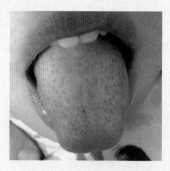

比如说上面这个舌苔的样子很像是泥巴，有很泥泞的感觉，表示有痰湿，也就是有寒有湿，如果舌头颜色也是偏淡、偏白，可推断这个身体整体是有一点虚寒的，而且是有寒湿的。

相较上面的舌苔，下面这个舌苔，虽然也是厚，但是很干燥、不腻，好像是被风干了一样，相较上面的舌苔而言，虽然表示代谢垃圾一样多，但这个时候治疗就需要考虑他的津液是不是足够。

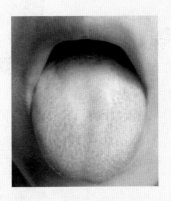

再看下面这个舌苔，主要是白色的苔，集中在舌头的中间部分，也就是说明代谢垃圾在中焦胃肠道；可能后面舌根处也有，也就是说明下焦也有代谢垃圾，同时苔还有点黄。这种情况比较多见的是积食，如果孩子有积食，身体里的痰湿和其他垃圾会增多，一般情况下，舌苔就会相应变厚。当然，也有部分地图舌和剥苔的孩子，在积食的时候并没有出现厚舌苔的情况。

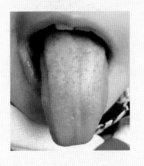

下面是一个孩子处理积食前后的舌苔变化。

处理积食前

①

②

处理积食后

③

④

　　还有一种舌苔上面水很多，很光滑，比起那种腻的舌苔，它的流动性很大，拍照的时候可能会反光。这个是提示身体里的水饮多了，也就是那种没有被代谢的废水。水饮和痰饮之间的区别就是，水饮更清稀一些，而痰饮会黏稠一些，会裹挟着一些其他的代谢垃圾。

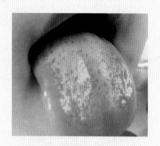

　　还有一种情况是，舌苔不全，比如常见的剥苔，或者地图舌。正常薄白的舌苔是对我们身体的一种保护，如果这种保护缺失了，我们就可以想象它被损坏了。

我们知道，新买的锅一般都会不粘锅，但是如果使用不当，或者烧的温度太高，或者用力地刮擦，锅上的保护层就会掉，锅烹饪出来的食物就会变得比较柴，或者很容易焦。

这个类比到舌苔上，就是身体因为先天的问题，或者后天错误治疗、错误饮食的问题，导致舌苔的剥落和缺失。

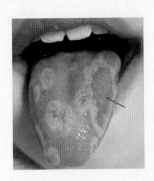

还有一种临时的舌苔不全，就是舌苔中露出了舌体，一点点的小红点，像是草莓一样，有时候反映在舌尖上，有时候会延伸到舌中部。这种舌头露出的红点我们可以得到的信息是舌头是红的，是有郁热的，正是因为这种热燃烧了局部的舌苔，舌头才呈现出小红点。

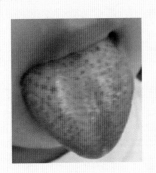

舌苔要配合身体状况综合看

积食不一定会有厚舌苔

曾经有个病案，小朋友的舌苔是比较黄、比较厚腻的。但是治疗疾病的时候，却没有用到消积食的药物。朋友们就会问：这个小朋友舌苔这么厚，难道没有积食吗？为什么不用保和丸呢？舌苔厚代表有积食，为什么不处理积食？厚舌苔是不是就代表积食呢？

这个问题涉及两个方面：一是所谓的积食具体积的是什么；二是我们在观察舌苔的时候，有没有结合其他的指征一起去观察。

说到积食，一般我们的理解就是吃多了。但是具体这个吃下去的东西堵在哪里了？是堵在胃还是堵在大肠？还是这个"积"已经遍布了整个身体的血液和皮肤？这个"积"是以什么形式堵在身体里面的？

积食也分不同情况

在胃的"积"，主要是食物，可能伴随痰湿。最简单的情况是昨天吃多了，胃胀，想呕，不想吃东西。在肠道的"积"，则主要是食物残渣，也可能伴随痰湿。表现为腹胀，不舒服，想拉大便拉不出来，或者拉不干净，肚子烫，手心烫，睡觉的时候睡不着，睡着后翻得很厉害。

在脾的"积"，就不是食物了，这个是长期积累下来的，可能是痰，可能是湿，可能表现出来的就是长期大便拉得不好，长期睡得不好，长期生长得不好，等等。

当我们吃下去的物质没有被消化吸收，堆积形成痰湿的时候，它们不只是会停留在我们的胃肠道。有时会停留在肺，那就会咳嗽，动不动鼻塞；在脾，就会有营养不良的问题；在皮肤，就会有湿疹、荨麻疹的问题。

单纯胃肠道的积食，服用保和丸、焦三仙，或者运用推拿手法，如揉腹、运八卦、清大肠，调整饮食等治疗方式都没问题。但是如果已经不是在胃肠道了，而是积在脾、血液、皮肤、三焦，服用保和丸是解决不了问题的，更多的还是要进行长期调理。思路还是调理脾胃，增强脾胃功能。

我们对舌苔的观察，需要结合其他的证据去参考。不能一看舌苔厚了就要给小朋友喂保和丸，这个是不对的。有的孩子保和丸吃得多了以后吃稀饭都会积食，这种情况可能是用药不当，伤了气。保和丸虽然温和，但也不能乱用，尤其是不能长期大量使用。

看舌苔的时候，还要结合大便、睡眠、情绪、食欲、出汗等情况一起去看。如果舌苔厚，但是大便挺好，肚子也不胀，那就要考虑生病前后的情况。有的孩子腹泻，拉了很多次，后面都没什么可拉的了，但是舌苔还是有点厚黄，这时就不考虑胃肠道有积食，可能是痰湿的体现。

更重要的是：舌苔的表现是会滞后的。

舌苔是身体内的菌群变化形成的，但是这个形成的过程是需要时间的。也就是说孩子积食了的第一时间，可能舌苔看上去是很好的，但其实胃肠道已经堵起来了，可能肚子不舒服，放屁也放不出来，这个时候要以孩子的感受为主。反过来说，有的孩子吃了消积食的药物之后，他大便拉得比较干净，胃口也好了，睡眠也好了，但是舌苔还没有恢复正常，那就不用太在意舌苔的问题。

还有一种情况是，孩子大便、睡眠、精神、生长、体质各个方面都还不错，就是舌苔长期有点厚。这个其实可以不做处理，进一步仔细观察。这样的孩子可能更需要注意的是预防生病的问题，也就是要保暖、防风、不受累，更多的要预防外界的邪气。

　　其实城市中很少有每天都是干净的薄白苔的孩子，更重要的是我们要对孩子做密切、整体的观察，第一时间觉察到孩子出问题了，及时地调整饮食，适当休息、运动，就可以预防得很好。

中焦：人体能源的加工厂

我在很长的一段时间里都有腹胀和便秘的问题，吃下去的东西不能很好消化，便会一直腹胀，这种腹胀会让营养无法被吸收。但是即便是腹胀，身体为了要吸收营养还会有强烈的饥饿感觉，所以在很长一段时间里，我习惯了肚子胀着的感觉，而且具有胀着肚子还能吃很多东西的"天赋"。中医总结这种情况，有一个词叫胃强脾弱。胃是来受纳、腐熟食物的，而脾是来运化、吸收营养的，如果吸收不了，身体还会继续需要食物，胃口就会很大。

而整个胃肠道对食物的运化、消化、吸收、排便的过程，被中医归为中焦的工作。

那中焦是什么

中焦的范围，有直观看到的物理上的，还有经络能量上的。如果单纯按照解剖学来说，中焦的位置大概就是在横膈以下、肚脐以上的部分。包括了胃、脾、肝、胆等器官。简单地说，中焦主要就是消化系统。

中焦是个能源加工厂，把吃进去的转化成有用的能源。

它会先处理食物和水。胃的部分将大块的食物细化为糜状，然后进入到下焦的小肠、大肠进行筛选分拣，之后由脾来将这些能量融合转化为看得见和看不见的营养能源（中医称之为水谷精微）然后再传输、布散到全身各处。

像有人长期便秘、腹胀、不消化食物这些表现，我们就可以直接想到是中焦出了问题。大便相关的事情，就是整个消化系统的参照物。

为什么人的消化、吸收、排泄的过程会受到阻碍呢？归根结底是一种功能不足、能力不足。中医把"不足"称为虚，虚的意思是该有的东西没有，包括物质上的和能力上的。

长期便秘的人中焦基本上就是虚的，因为能力不足。而这种虚，表现出来的就是中焦的气血不够用，或者气血的运行速度很慢，无法推动消化工作的进展，所以长期便秘的原因就是中焦推不动。

当然，中焦推动无力的人，气血运行也很容易遇到阻碍。因为脾的运化力量不够，所以未被运化的东西就会长期地堆积在中焦，或者成为痰湿（身体里的一种代谢垃圾），运行在整个身体里，表现为肥肉比较多、痰比较多、肚子很大、宿便很多等情况。

长期的积滞会让中焦的功能受阻更多，就像是河道中的水流，很细弱，稍微遇到一点垃圾，就会被挡住，长此以往，水流中的垃圾越来越多，水流就会更加细弱。

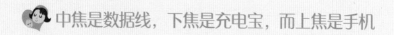

中焦是数据线，下焦是充电宝，而上焦是手机

单纯物理上理解，中焦以上的就是上焦，中焦以下的就是

下焦。它们常常是同时作用，而又互相影响。

比如说最常见的一个场景：当我们吃得很饱的时候，可能会感觉到有点懒，头脑迷糊，不想动，想半躺着。这是中焦正在高速运转的表现。吃饭的时候，整个身体最忙的地方就是中焦了，大部分的气血都集中在中焦，其他部分的气血相对来说是处在比较匮乏的一个状态。

对于三焦的关系而言，中焦的角色像是一个能源输送中心，它会把营养、气血、津液送到上焦和下焦去。

脾会将水谷精微输送到肺部，将那些气、血、津液继续输送到身体的各个脏腑和器官中去，到四肢，到筋骨，到眼、耳、鼻、喉、皮肤等。血和津液可以濡养身体器官，气可以推动血液和津液的运行。

我一个看起来比较瘦的朋友，和另一个虚胖的朋友比较，体重并没有相差多少。脾的运化能力正常，身体的气血充足，筋骨和肌肉就会结实。他的头发是黑亮的，指甲是有光泽的，眼珠澄澈，皮肤不油，出汗时没什么异味。这些说明他津液充足，身体通畅。我们就可以推断，他中焦运行得很不错，总是可以输送气血和津液到需要的地方，包括上焦和下焦。

前面提到我有长期便秘，如果要通过便秘的情况来预估下焦和上焦的情况也是可以的。因为长期的便秘和食物不消化的状态，中焦无法输送能量到下焦。表现出来的下焦不足就是：我的注意力常常会很不集中，精神的稳定度不高，而且，在情绪上非常敏感、脆弱、"玻璃心"，并且我的睡眠质量不太好，常常多梦。

其中的过程可能是，中焦虚的时间太久，就无法给下焦输送能量，而下焦因为能源不足也无法给中焦提供足够的能源。

中焦比较像是数据线用来输送能源，而下焦就像是充电宝用来储存能源，给手机充电的时候，数据线会需要充电宝中的电，而另一方面，数据线也需要负责给充电宝进行充电。

在下焦的工作范围里，包含对一个人的精神稳定度塑造，一个人的意志、情绪稳定度、活力的塑造，还有身体对待疾病时的正气强弱的基础，比如感冒是不是有能力自愈……在物质上，可能会包含一个人的骨骼、头发；在行为上，则可能会包含一个人的眼神、声音的薄厚，这个人是不是坚强勇敢，是不是能够坚持自己的选择等。

举个例子来说，我们晚上睡了一个好觉，就是在补充下焦的能源，我们会发现第二天的工作会很专注，会有新的创意和点子，或者以前很头疼的问题忽然想到了解决方案，脾气也变得很好、很温柔、很积极乐观。在身体表现上，你可能会觉得很轻松，走路身轻如燕，而且可能还会觉得你饿了（中焦启动了工作状态），前一天晚上的口腔溃疡也没了，牙龈也不疼了，口干舌燥的情况也有改善。总之，你可能会在睡了一个好觉之后如沐春风。

如果下焦是充电宝，那上焦就是手机，充电宝有足够的电，而且数据线没有问题，这个时候手机才会被充足电，不会卡顿（注意力不集中），不会死机或者自动关机（头昏脑涨想睡觉）。

同样，如果我们尝试模仿睡觉时的那种身体状态，比如我们做一件不需要过多思考的事情的时候，比如打坐、艾灸一个穴位，那种专注是一种放松的专注，就好像是进入到省电模式，然后就比较容易快速地充满电了。很多人说，那个时候发现口舌是会生津的，其实就是我们在被下焦进行正常充电了。

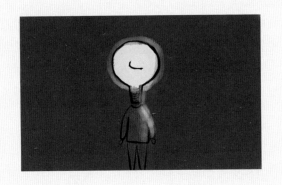

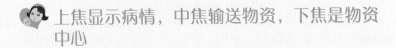

上焦显示病情，中焦输送物资，下焦是物资中心

在疾病的过程中，上焦、中焦、下焦还会相互协作，进行战斗。

比如在一场风寒感冒中，上焦做的事情就是流鼻涕，让我们发现鼻涕、发热、咳嗽的问题，而一个人是不是能够流鼻涕，能不能发热，取决于他的下焦有没有力量推动这些行为，中医通常把能够咳嗽、流鼻涕归结为是"气"的运作。下焦把气送到中焦，中焦把气血津液（也就是能源）送到上焦去做咳嗽排痰、流鼻涕排痰湿这类的动作。

中医在治疗疾病的时候，就会利用这个规律。比如治疗风寒感冒时，利用下焦加火（比如泡脚）来增加下焦能量，增加排寒的动作力度。但是如果这个人泡脚无法排寒的时候，可能他的中焦就是堵着的，能量被卡住了，那么我们就可以通过把中焦的淤堵积滞解开，把路打通，让能量上去解决问题。

我看过一个医案，一个30岁的人失眠好几年，一看是下焦问题，但是诊病的中医却没有用一味安神药，没用入下焦的药，全是调理中焦的药物。患者吃了这个药，几天内放了很多屁，屁放完了之后就老想睡觉，好像是要把以前没睡够的觉都补回来。因为中医通过脉诊发现他中焦淤堵得厉害，而这个失眠就是因为中焦的淤堵导致的，解决办法就是把路打通，让能量通行。

如果一个孩子长期有鼻炎、过敏、腺样体肥大的问题，我们就可以考虑以下问题：他的中焦是不是通畅的？他的下焦有没有能量？

孩子们身体上很多反复的问题大多都是因为中焦。有一些感冒，伴有大便黑臭，或者大便不畅、腹胀，就要考虑把注意力放在中焦上；另外有一些哮喘的孩子，可能会出现长期睡眠很浅、龋齿、注意力不集中、精神状态不好、尿床等问题，那么我们就要考虑他的下焦有没有不足。

说到解决中、下焦长期虚的问题，最重要的其实不是吃药，而是好好吃饭、好好睡觉、好好运动。中药在一定程度上可以把身体的状态调整过来，但是如果没有调整生活方式，那么问题还是会回来的。

说到生活方式，人们一定会想到饮食、睡眠、运动。这些非常重要，生活方式、身体、精神永远都是一体的。我们经常看到的情况是，吃的东西不对导致生病。比如说你喝了一杯牛奶，随后你觉得那天的午觉睡得非常沉，甚至醒不来，你努力地醒过来之后发现头昏脑涨，下午出门的时候，忘记关车窗，到了晚上你还是睡不好，第二天你感觉到冷，甚至开始打喷嚏、感冒，进而你的工作状态不好，再加上工作压力很大，你根本没有时间去处理这个感冒，导致整个感冒的过程非常长，慢慢地，你越来越睡不好……这个过程就是中焦受到影响之后使上焦对邪气的抵抗能力降低，从而发生感冒。

这一切的根源可能是你在不恰当的时间里喝的那杯牛奶。

你吃下去的食物是不是能被吸收，是需要每天做观察的。通过观察，记录什么东西对自己的胃口，吃什么东西舒服，吃什么东西不舒服，食物的性味、作用，什么时候吃什么，什么时候不吃什么，吃了什么会睡不着，吃了什么会肚子胀等，从而对自己的消化能力有一个清晰的认识。

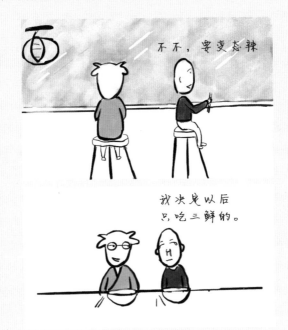

当然，生活不仅仅如此，如果要从下焦的保养来说，我们还需要关注到自己的精神状态，什么时候会过度紧张，什么情况会不想睡觉，什么人会让我们生气，什么事情会让我们焦虑，我们特别贪求什么东西？我们特别执着于什么东西？我们对自己的定位成一个什么样的人等。

所以我们常常说，学中医其实只是在学习如何生活。在这里，根据我这些年不算成功的保养经验，我想建议朋友们的是：无论是食物、起居，还是情绪等，都要找到自然的节律，然后量力而行。

湿气：如何避免更湿寒

2020 年初，我们讨论比较多的是如何抵挡外界的细菌、病毒，中医把这些统称为邪气。不同的邪气会通过不同的途径来入侵人的身体，从西医学的角度来说，细菌、病毒可以通过人的血液、唾液、粪便来传播。

虚胖的人群和中老年人群的体质有一个共同的特点，就是湿重、寒重，也说明阳气不足。阳气就是让我们身体去运化代谢垃圾，推动气血循环的能量，就好像是一种热能，一种动能。一个阳气足的人，四肢是暖的，而虚胖的人皮肤总是凉凉的。虚胖的人实际上并不是有多重，更多的是身体里的水湿、垃圾多。人的阳气不足，就会很难代谢这些垃圾，而当这些身体里的水湿、垃圾过多了，也会更多地消耗阳气，被动地使阳气不足。

假设寒湿是一个冰淇淋，那么让冰淇淋融化的热能就是阳气。

老年人的阳气不足，一方面是因为体质本身，一方面是自然规律。一个人的阳气从青年到老年是在不断递减的，这是生命的规律，所以中老年人相对于年轻人，阳气会弱一些。他们的行动力会比年轻人要慢，消化能力、运动能力，都会比年轻人要弱，这就是阳气不足的表现。

同样的，小朋友虽然是纯阳之体，但是稚嫩的阳，是正在生长的阳，是不稳定的阳。现在很多小朋友因为饮食、过度治疗问题，损伤脾胃了以后就会有点虚寒，所以一部分小朋友也是容易被邪气入侵的，比如容易患鼻炎、便秘等。

所以，阳气不足的人，更容易被细菌、病毒入侵。但是，细菌、病毒通常是找那些比较脏乱的环境入侵，如果一个人只是阳气不足，他身体里没有痰湿等垃圾，那么这个人很大程度上是可以避免细菌、病毒的入侵。

举个例子，小朋友真真，早上去幼儿园的时候，经常会趴在地上。一般我们去抱孩子的时候，孩子是会配合自己往怀里扑的，这是他们用气做到的。但是老师去抱趴在地上的她，就像是抱起一个没有骨头的小孩，非常软，非常沉。这是当下气不足的表现。

气是可以撑起一个人的体型、身材和气质的。气足的时候，走路挺拔，端正，站有站相，坐有坐相，皮肤肌肉扎实饱满，会显得年轻。而气不足的时候，就像是放了很久的气球，气慢慢地泄掉了，瘪掉了，就会出现"能坐着绝不站着、能躺着绝不坐着"的情况，因为没有足够的气撑起这个身体。

再看真真的舌苔，相对白腻，说明有寒，有湿，有垃圾。食欲不好，肌肉略松弛，消化吸收能力不佳，怕热，说明还伴随津液不足。所以，她的气不足是因为湿困住了脾的力量，困住了脾产生津液气血的力量。

如果身体里的湿到了一定程度，就会阻碍脾的运动和功能。就像是被泡泡糖粘住的钳子，想动也能动，但是动作很不爽快，工作效率很低。

我们知道脾是吸收营养的重要工具，也是造血、化生津液的工具，我们全身的气血都是仰赖脾的工作。当脾受困了，那么即便摄入很多的营养也无法吸收转化成有用的气血津液。那些营养物质就会变成湿，这些湿又会回来困住脾的功能。

这个循环过程就是：脾不足→生了湿→困住脾→营养不能吸收→无法造血→无法生产津液→营养成为湿→困住脾→脾不足。

那么，要怎么祛湿，吃点什么药，吃点什么食物好呢？一段时间的汤药调理、艾灸、赤小豆薏苡仁汤等，也许可以让我们的问题有所改善，但是如果我们在生活中没有意识到我们在对身体做什么，则问题还是会反复。实际上，问题的根本不在于祛湿，而在于停止这个循环，或者减少这个循环。

阳气不足的人，多多少少身体里都有些垃圾，比如痰湿、水饮，也就是说，阳气不足常常和身体里的垃圾同时存在。

那么解决的思路就有两个方向：第一个就是如何保护我们身体里的阳气；第二个就是如何减少或避免我们身体里产生更多的垃圾。

其实这两个问题说到底是一个问题，因为阳气充足了，垃圾自然就能代谢，反过来，垃圾少了，自然就能有充足的阳气产生。就好像是一条河流，是通过地球引力来流动的，引力就像是阳气，水流就像是血液和津液的流动，如果说河流流动得很好，那河道里应该不会有很多垃圾，即便是有什么东西想要入侵这个河流，迅猛的河流也会很快地把它冲走，而如果我们把水环境保护得很好，不扔垃圾进去，河水也一定不会因为垃圾成堆而水流变小。

知道了这个思路，我们其实就已经有答案了。

保护阳气，一是主动提升阳气，二是避免阳气浪费使用。

哪里凉，就运动哪里

主动地提升阳气，就是让我们身体里的气血流动，增加热能，这可以通过运动做到。

我们可以观察，自己身体哪里是凉的，就运动哪里。 如果你的脚凉，无论大人、小孩，都可以高抬腿、下蹲起立，哪怕是你一边听音乐一边做，一边看电视一边做都行，还有跳绳、跳皮筋、跳格子、老鹰捉小鸡。用脚玩剪刀石头布。如果你特别懒，那就泡脚，让脚暖起来。

如果你是腰凉，就可以倒退走，可以扭一扭迪斯科、秧歌，或者跳那种你一度很嫌弃的广场舞，做的时候顺便让家里人为你的舞姿大笑一把。你还可以玩撞腰的游戏，用腰和家人的腰相撞，你还可以做瑜伽里的那个风吹树的动作。你还可以用手捶腰，或用手搓热后捂在两个肾的区域。

如果你是肚子凉、胸口凉的，除了上面的那些运动，还可以练习唱歌，因为唱歌会运动到腹腔和胸腔的气。如果你是五音不全，刚好你平时对"猪队友"有很多话想要唠叨，那刚好可以自己编一些歌词大声地唱出来，搞到他哭笑不得。

唱歌的时候要注意自己的气，也就是说，你要气沉丹田，即让气下到小腹位置，这样可以带动下焦（下焦是我们人体的能量来源中心）震动，如果气不足的人要选一些中低音歌手的歌曲。胸口凉、胸口堵的人还可以去看喜剧看到大笑，也可以看感人的电视剧、电影，看到热泪盈眶，看到胸膛有阵阵的暖流，就达到效果了。

如果你是四肢哪儿都凉，那就更好办了。平时拖地的人就不要拖地了，拿一块抹布，而且抹布还不能太大，穿一件不喜欢的厚裤子，跪在地上一点点地把地擦干净，把卫生死角都认真仔细地擦干净，这个动作还可以滋养我们的膝盖、腰部，调节我们的情绪。

避免阳气的过度使用

我们要知道哪些是消耗阳气的事情：我们日常所有的行为都是在消耗阳气的，如果有些事情过度做，就会过度使用阳气。比如吃东西这件事，如果消化一顿饭的阳气是 10 分，得到的能量是 20，那这顿饭吃得就是值得的。如果你吃得过多，要消耗掉 12 分阳气，而得到的能量只有 10，那么这顿饭的营养没吸收好，浪费了食物和阳气。

所以要避免更多的阳气被不必要的使用，就需要避免摄入我们不需要的食物；同理，还要避免穿得太少，过晚睡觉，看过多的手机消息，尤其是短时间内看很多不同的消息、不停刷朋友圈、同时和 10 个人聊天等行为都是过度消耗阳气。还有的人工作需要同时处理很多事情，建议在可能的情况下做一些简化，一天只做一两件事情，尽可能地提高自己的效率。

有一段时间，我分时间段观察自己的舌苔，发现只要过了晚上 11 点，舌苔就开始有了花边。天黑以后脾就开始降低工作效率了，到了 11 点以后，就需要完全地进入休息状态，否则第二天就会没有精气神。如果我们晚睡，比如我们要看电视，要加班，或者吃夜宵，这些都是需要气血来运转的事情，要有气血就需要脾加班，脾干不动了，就会生湿。

比晚睡更重要的问题是，我们要知道自己为什么要晚睡？

为什么睡不着？为什么要一直看电视？那个电视剧可以给我们带来什么呢？那些东西是我们真正需要的吗？为什么要一直搜索信息？有什么要确认的呢？我们对自己有哪些不确认呢？有什么心里没放下的事情和人呢？为什么工作进度很拖沓？为什么事情总是要返工？为什么白天心不在焉，浪费时间？为什么非要逼自己做到别人眼中的优秀？当我们知道我们的动机是什么的时候，就会明白，其实很多事情是没有必要的。

避免环境中的湿

外在环境中，哪些情况会生湿呢？比如本来就脾虚湿气重的人，如果老是爱游泳，泡澡泡很长时间，在晚上脾休息的时间洗头，或者湿头发睡觉。比如受到风寒，风寒伴随着湿。比如晚上睡觉太冷，腿冷的人老是要穿短裤，换季的时候不及时增加衣物。比如常在空调房中。还有住在海边，住在盆地，住在空气不流动的房间。还有闷热的天气，持续的雨季等。

这些外在因素引起的湿，很多时候是不知不觉发生的。它不一定会让你感冒或者便秘，但是，湿在悄悄地产生。所以我们要对这些情况有所注意。如果感觉到受了寒湿，可以做一做艾灸，喝一些姜枣茶，经常闭目养神，来避免更多的问题。

知道憋屈、纠结的来源

还有一个很重要的问题是情绪。用通俗的话来讲，更消耗阳气的是一种憋屈、一种纠结的情绪。如果你能吵架的话，说明你的身体渠道还是畅通的，你还有能量吵架。如果你是处在一种憋屈、不表达、沉默、纠结选择 A 还是 B 的状态时，会比较损耗精气，消耗能量。精气不足的时候，能量不流通，无法供应到脾胃。此时，我们要做的就是梳理自己情绪的根源，找到自己表达情绪的方式。

阳气相对足的人很难去纠结和做无谓的劳碌，为什么呢？阳气可以让一个人足够确信自然规律中的善意，比如相信我们自己的身体可以自动地抵抗外邪，我们的咳嗽是为了排痰，发热是为了消灭细菌、病毒。阳气足的人会相信这些。那这个人就会对事情放心，更容易做不后悔的决定。反过来，我们也可以有意识地通过思考和学习确信自然规律中的善意，有意识地提高自己的阳气。

此外，还要减少自己身体里垃圾的产生。身体里的垃圾通常分为痰湿、水饮以及一些没有消化掉的食物、宿便等，这些垃圾应该是要被排泄掉的，但是可能由于种种原因他们没有被代谢掉，比如堆积得太多，没有能力代谢，就是所说的阳气不足的问题。

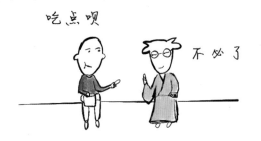

这些体内垃圾的最大来源是我们摄入的那些身体无法代谢的食物，包括高热量的食物，高糖、寒凉、生冷的食物，含有多种食品添加剂的零食等。那么，我们是不是可以少吃这些不

健康的食物，选择那些更健康的食物呢？

吃适合的食物

不要因为怕浪费食物而勉强吃完剩下的食物。节约食物更根本的做法是以下两点。

1.知道我们自己能吃多少，就准备多少。

2.提高我们对食物的营养吸收率。

重口味的问题是掩盖胃肠的感觉。我们说的重口味食物，是指放了很多油、酱油、味精、食品添加剂（商场出售的加工食品基本都有这个问题）的食物，还有很甜又生冷的哈密瓜、甜瓜、生日蛋糕，这些高糖食物都很容易生湿。所以提倡大家尽可能在家吃饭，尽可能吃原味的食物，尽可能吃味道比较淡的食物，第一时间感知自己吃够了。

分清楚到底是饿，还是空虚、寂寞。人在肚子饿的时候，津液会匮乏，体力会下降，对米面粮食会更感兴趣，而且不会太在乎饭菜的色香味，这个是饿。寂寞是什么呢？比如我们受到了一个朋友的负面评价，刚好被戳中了痛点，或者受到了父亲、母亲按照他们以为好的方式对我们好而不理解我们，或者遭受了来自上级的某种拒绝，又或者我们自己拒绝了自己，我们认为自己在某个领域，在某种关系上没有可能性。小朋友的寂寞多是来自爸爸、妈妈和老师的拒绝。这个时候我们就需要找补给，吃就是最安全的方式。

另外，我们容易忽略的就是生冷寒凉的食物。在云南，吃水果要伴辣椒，水果是阴，辣椒是阳。在印度，平常的饭里都有很多香料，比如咖喱，这些香料可以祛湿，中和食物的寒湿属性。所以我们需要对自己选择的食物有所观察：吃下去什么感觉？吃了以后更容易入睡还是更难入睡？吃了以后情绪更暴躁还是更平静？根据观察结果，我们就可以去选择搭配好自己的食物。如果我们是一个对寒凉生冷、辣椒都很敏感的人，那么我们就需要吃平和温暖的、软软的、松脆的食物，来帮助消化道的畅通。

此外，体内垃圾也会来自晚睡、纠结、用脑过度、获得信息量过多，导致阳气不足而产生的痰湿。还会来自环境中的湿，比如居住在南方的人，相比之下，体内更容易有湿。

最后，给大家介绍一个除湿和升阳双管齐下的"杀手锏"。

那就是熏艾条。在熏艾条之前，首先我们要明确，哪个时间阳气不足，哪个时间湿气重。在点燃艾条的时候，我们要把注意力放在自己的身体变化上，比如，是否感觉到口舌生津了？身体是不是变暖了？变得轻松了？时刻观察自己的身体，那么熏艾条就会很快奏效。

熏艾条是祛除外界和身体内部的湿、提升阳气的简单方法。古代行军的时候，人们会用艾烟来寻找水源，因为艾烟具有吸水性，艾烟去往的地方就会是有水有湿的地方，由此可知艾烟的属性。所以你可以在觉得自己阳气不足的时候熏半根艾条。但是如果你本身有燥热的问题就不适合了。

如果你没有艾条，可以用檀香、熏香，甚至是白酒来代替，因为他们的气味非常发散，这种气味会让我们的呼吸加长，它们的挥发性可以帮助我们排出身体里的湿气。

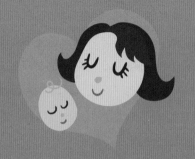

第二章
相信身体的选择

身体知道如何选择食物

 ## 吃东西是一件需要全神贯注的事情

喂养的"喂"字怎么写呢？口字旁一个畏字。

我见过几个教授传统文化的学堂，在吃饭的时候，把饭菜摆好，让孩子们开始念诵感恩词，比如感恩大地和阳光赐予我们食物。基督教徒也会有类似的形式，感谢上帝赐予食物，让我们生活下去。这个过程里，人们看着这个食物，闭上眼睛，做这个虔诚的感谢，其实就是把心和意都放在这个食物上面。这个食物吃下去的时候，我们就会和食物有连接，有体会，什么是身体要的，什么是身体不要的，我们的身体就会知道，有所警觉，不会狼吞虎咽，不会暴饮暴食。

口字旁一个畏字，意思就是，我们不要心烦意乱地吃东西，这样可能会带来滞，而是要带着对食物的敬意和尊重吃，在吃每一口的时候，我们都去觉知，去感受，食物就会和我们的身体同频共振，成为我们需要的东西。

粮食是一切饮食的基础

人类的生命力和繁衍都来自精气，我们靠着精气长身体，靠着精气学习知识，靠着精气生儿育女，而这精气，大多是来自谷物，也就是粮食富含的精气。粮食的长大来自太阳的阳，月亮的阴，风的滋养，雨露的灌溉，还有大地的土气。地球上每个生命体都是依靠这些元素生长的。

可以说，我们是靠着粮食的种子长大的。人的一生什么食物都可以缺，但不能缺谷物。有谷物就能长大，谷物里有蛋白质，有钙，有锌，有维生素，补阳滋阴。某种意义上说，谷物可以赛过任何鸡鸭鱼肉、人参、鹿茸。

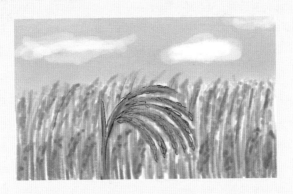

中医认为种子是最高能量的食物，每一颗大米都是种子，每一颗小麦、小米都是种子。种子无论到哪里，只要有水和太阳就能发芽，到哪里都能生长，都默默地散发着精气。以前人为了让种子长得更快更多，施肥就用厕所的大小便，其中的含义就是，那些吃下去的粮食即便变成了屎尿也能继续在土地中滋养粮食。

南方人靠大米补养，肤白发黑，温暖细腻。

北方人靠小麦、小米补养，筋骨强健，淳朴正义。

大米、小麦、小米、豆子大多偏性不大，适合用于补养，尤其是对于体质弱的人，用好谷物，就能养好身体。很多人不相信这一点，觉得补养必须要用补品。如果你看过一些医案就会明白，为什么几碗米汤可以救一条命，这都是很多医家通过自己的亲身感受写出来的东西，你去尝试，去感受了就会知道。

种子，尤其是我们自己生长的这片土地上的种子，老人、孩子只要不是过量，极少会吃错。但在烹饪方式上可以再细化一些。

蒸煮的粮食最容易被吸收，因为只用到了水和高温蒸汽。没有盐、没有油的粮食最容易吸收。米饭、汤面、大米粥、小米粥、小面汤、馒头、米饼、煎饼、米糊、面糊、蒸米糕等，都是很好的食物。

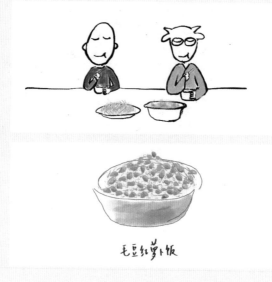

毛豆红萝卜饭

关于肉

静芳说起过一个特别普通的乡下老爷子，每天只吃一块肉。

这个老爷子上了年纪之后，轮流在各个孙辈家里住，不论到哪个家里，他都会交代，每天只给他一块肉吃，不要红烧的，也不要卤，也不要炒，也不要煎，就是煮汤，稍微放一点姜，一点盐。很多年了，他都是每天只吃一块肉。

这个老爷子很好伺候，没什么脾气，也没什么话，要求很少，关心的事情也很少，有他在的时候，家里好像并没有多什么事情，反而还会觉得事情变得少了些。是的，当完全清楚自己身体要什么、要多少的时候，生活就会变得很容易。等今年过完年，他就一百岁了。

当我们听到每天一块白煮肉的生活时，触动我们的是什么？是一份清明，是一个普通的乡下老爷子，一个不太有文化的老爷子，在经历世事后产生的，对生活的清明。当中医说到养生养心的时候，其实说的就是这个。我们要对食物有所感知。

大量的体力和脑力消耗之后，我们对肉的渴求是很明显的。因为我们在吃肉的时候，能够感受到它是可以直达中焦的。家禽、家畜肉的质感是厚实的，厚实的食物会沉到下焦，并且无论怎么烹煮，都无法掩盖那种香气，这种香气会往全身窜，所以肉的能量是可以到下焦的。能沉到下焦的食物会把我们虚的地方填满。

大口吃肉的爽快，是身体对肉产生的满足感，是对中焦和下焦产生的补益。

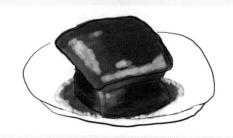

吃过肉之后精力倍儿棒，不容易饿，证明这种补益是可以在身体里停留比较久的。但吃肉同样也会给我们带来一种昏沉，头脑里容易有模糊感，思路也容易像脸泛着油腻感一样。这往往是因为吃肉过量，同时也意味着，相对米饭、面条来说，肉的偏性略大一些。偏性大的食物的好处是可以快速把身体的偏性拨到一个方向去，但是如果过量，则又会偏到另一个方向，比如会生湿、生热，产生积滞。

食物的偏性、质地和身体的关系

很多偏性大的食物，利用好它们的重点，就是以少为多。

比如滋补的山药。有个小朋友说过，吃山药的感觉很像吃肥肉。其实说的是山药的厚重，这也是根茎类蔬菜的特点。山药比起青菜来说，是比较厚重的质地；比起土豆来说，也会更厚重一些。但比起肉来说，它又是相对可以疏散的，它的纤维、黏液又是轻薄的。所以它同样可以沉到下焦，去补益下焦。所以古人说，山药不只是入脾，还入肺，入肾。名医张锡纯单用一味山药，就治疗过很多中焦和下焦的虚证。

鉴于这个好处，我生完孩子后的那个冬天，为了保养，每天都会吃 1 斤山药，中午半斤，下午半斤。结果是，不仅没有健脾祛湿，还增重了 20 多斤。山药的偏性稍小，但作为一种补益的食物，原则也是一样的，一点点就够，隔三岔五地吃就够。罗大伦老师说的方法是，打粉每天 1 勺，这样就很好。

为什么有的食物是入脾的，吃下去却有积滞的感受？比如土豆，补中焦的能量是很足的，但是一红烧就过了，那种咸就去到下焦，又因为多油，阻碍了土豆本身分散的能力，增加了消化的难度。一个特别需要补中的人，吃红烧土豆、油焖土豆，就不会感觉到对中焦的补益。

老爷子为什么要白煮肉，因为他知道白煮肉就足够了。

再说到轻灵的食物，它们更多是作用在上焦的。比如百香果，它的酸会让津液快速滋生，那种酸味可以对身体进行收敛，同时注意力往回收，往内收，我们的头脑会开始变得清晰、敏锐。对于心神不定或过散的人来说，酸的食物就可以起到收神的作用，如果酸的程度更大一些感觉会更明显。当我们有一点缺乏津液、口干的时候，喝两口百香果的果汁其实就可以达到生津的功效了。熟悉百香果的人，看到它，闻到它，甚至是想到它的那个时刻，就会产生足够的津液。望梅止渴说的也是这个过程。

所以当我们想吃一样东西，并且吃下去感觉到满足，感觉到身体被补到的时候，食物已经发挥它的作用了，到这里，我们就可以停下来。

相反，我们如果对食物没有感知，就会对食物的需求很多。

古人对于药性和食物的性味都是通过尝和体会来总结的。虽然我们不一定非要学会太多的中医知识，但是对食物、人、环境的感知，都会让我们开始明白，什么才是真正会推动健康的东西。

吃下去的食物是轻的还是重的？是厚的还是薄的？是补的还是清的？是通的还是散的？身体是抗拒的还是接纳的？在没有完全了解自己对食物感知的时候，我们往往会按照书本上的标准去照顾身体：什么食物应该吃多少克、多大的孩子应该吃多少。当我们对吃下去的食物有感受时，我们就会一直寻找标准，打翻标准，直到找到适合自己身体的标准。

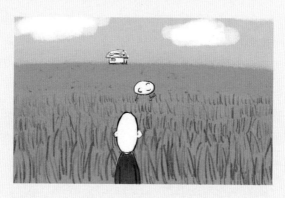

一些食物的应用场景

 米油

一位好友的孩子在 5 个月加辅食后腹泻了 1 个月。医生的建议是吃益生菌，从国产的益生菌，换到了进口的益生菌，情况没有任何好转。腹泻很伤脾胃，尤其孩子那么小，腹泻了 1 个月都瘦得像个猴子似的。她偶然听一个朋友的推荐，便尝试自己用大米做米浆代替辅食。先把大米泡一晚上，然后按照婴儿粥的煮法炖 2 个小时，把没有米的部分过滤出来，中医把这个叫作米油，她就用这个米油开始喂孩子。吃的第一天，孩子

腹泻的情况就有所好转了。之后她把米和米油一起用料理机打磨成稍微浓一点的米浆，最后是更浓稠的米糊。前后1周多的时间，孩子的慢性腹泻完全好了。

还有一个朋友的孩子七八个月大的时候，经常攒肚子（连续几天不排便），我建议他给孩子吃米油代替辅食，孩子很容易就拉了"粑粑"。为什么米油既能调节便秘又能调理腹泻呢？因为它可以濡养脾胃。它好消化，可以和胃，而且不占肚子。

米油适合哪些场景使用呢？

1.咳嗽长时间不好的孩子，嗓子里总是有一口痰，同时一直喝奶。可以用大米米油或米浆来替代奶粉和牛奶，腹泻和发热时可以用米油补充津液。

2.喝睡前奶的孩子，可以用米油或者米浆来代替睡前奶。

3.牛奶过敏的孩子，或者一吃奶粉就上火的孩子，可以用米油或米浆代替牛奶或奶粉。

4.乳糖不耐受的孩子，如有长期的湿疹、胀气，一吃奶就出现腹泻、便秘的情况，可以用米油或米浆代替奶。

5.母乳期的孩子，如遇到母亲生病，母乳夹湿，可以用米油替换部分母乳，直到母亲康复为止。

小面汤

同样原理，可以调理肠胃的食物还有小面汤。比起面汤来说，小面汤是通过搅拌面团，把大块的面团打散在汤中，更好消化。

有一年的冬天，我的儿子了了还小，常常便秘。每天晚上八点钟了了睡着，我就坐在沙发上搅面团，搅好，加水，放在冰箱，次日起来下锅。**小面汤这个东西的作用，简单地说，是快速地补充津液，把身体里熏蒸的热降下来，把肠胃堵住的部分疏通。**

搅小面汤的面团是个体力活。因为需要拿住 3 支筷子，一直朝着顺时针的方向搅动，大约持续半小时才能完成一个完美的小面汤的面团。如果说要做两人份的，面团会更大，搅拌时的体力需求也会增加。如果希望面团尽快地成型，我们就需要增加搅拌圈的半径。

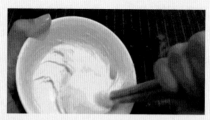

搅面团的时候我们会感受到腰部、腹部都在发力，当然还有手臂。我们会感受到气息经过胸腔、腹部，甚至到了小腹。身体发力的时候需要借助气，所以我们的气会自然而然地到发力点，而刚好，老母亲们最脆弱、最不常锻炼的部分就是腰腹部。

这个时候，我们的心神（也就是注意力）是专注在自己身体上的，是专注在面团上的。因为不如此的话你使不上劲。搅小面汤的面团，是有序地重复一个动作，这样的状态持续半个小时会发生什么？把神收回到身体里了，可能还会放几个屁。这就是安神、理气。而且我们会知道，自己是处在一个平稳静怡的状态里的。

有意思的是，整个过程是自然地完成的，我们根本不需要思考就能做到。

北方的面粉，和北方人一样，爽快干练，搅面团所需要的时间会稍短。有的地方叫高筋面粉，有的叫面芯粉，可能是日照和地理位置的原因，北方面粉搅拌的时候感觉得到的弹性更足，需要的劲更大，做小面汤的营养价值也略高。

南方的面粉，温软细腻，筋道虽少，但容易消化。搅拌小面汤需要上劲，我们可以通过少加水，延长搅拌时间来补缺。选没有精细化生产过的农家面粉也不错，我试过，不比北方的面粉差。

面团完成搅拌的时候，有很多次，我都想用手去蹭一蹭那个面团，因为光滑得像婴儿的脸。当面团的纹路变得丝丝缕缕时，面团的表面变得非常光滑，面团开始有了弹性，与碗分离的时候，碗是光滑的，面团的表面也是光滑的。如果把面团整个挑起来，它几乎不会掉下去。

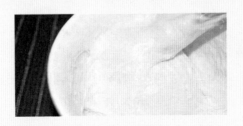

让小面汤没有面疙瘩有 4 个要点。

1. 用温水没过面团。用温水的意思是给面团一些热能，让面团加快发酵松弛。

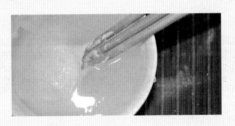

2. 从水中挑起面团,高于碗,到空中,放下,让面团稍稍溶于水,然后再挑起、放下,反复 10 次,不必更多。这个过程里,面团的密度变大,让面团溶于水,是为了底汤和面丝的比例更好。如果挑起的次数太多,底汤浓度就太大了,流通性变差,面团也会变成面筋,弹性太大,就很难成形为丝。

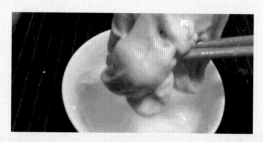

3. 大火烧水,水开后,转小火。因为热能太高的时候面团容易过快地熟,就会很快结成疙瘩。我们就没有办法有更多的时间让它变成为丝丝缕缕的面丝。

4. 当水不再沸腾的时候,连水和面团一起倒进锅中,用筷子去搅动面团,但不是顺时针搅动,是垂直上下搅动,像我们要打碎一个鸡蛋,需要把那个凝固的东西打散,就需要垂直地上下搅动。因为火关小了,所以我们不必太着急,慢慢地重复这个动作,一直到我们感觉到面团变成了细小的面丝,犹如丝线。待沸腾,出锅。

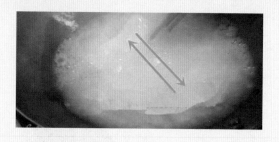

小面汤的流通和回荡我们是可以切身体会到的，它的热能会从胃部，流通到腹部，接下来是大腿、小腿、脚、脚趾。我们越是静下心来去做整个过程，越是能理解，一个干燥又虚寒的身体，喝到的那一口，就是我们恰好需要的。

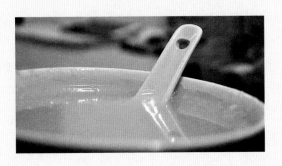

面和杂粮

南北方都有大米和小麦，相比较而言，北方的馒头是很有分量而且很结实的馒头，面条是有嚼劲的面条，而南方无论是米还是面都是更加松软，更加轻盈。所以南方的粮食相比较而言比较偏清，好消化，而北方的粮食偏补，营养价值高。

如果胃强脾弱，也就是吃得多，但是又很不消化，拉不出"粑粑"的，这种情况要注意补益下焦，要吃有饱足感和有嚼头的东西。你可以尝试吃点糯米粥、糙米粥，或者糯米糕，或者酒酿小圆子、酒酿汤圆、糯米饭、粽子，从少量开始尝试观察，比如开始一天只吃一两口，然后根据大便和睡眠的变化，去验证这个东西适合不适合。

比较容易消化且又有嚼头的食物，有北方的酥油饼、新疆的馕、陕西的石头馍、山东的杂粮煎饼等。

还有一种快手煎饼很容易操作。把面粉加水搅拌成糊状，面糊中可以加一点红糖，也可以加一点可可粉，也就是巧克力粉，可可也是补益下焦的。先把平底锅或者不粘锅大火烧热，然后下面糊，把面糊涂开成圆形，面糊一面煎至成型后就可以翻面，把反面烤熟就可以了。这种煎饼可以卷蔬菜，也可以卷一些豆腐乳之类的，当然，单独吃也很好吃。

还有一种食物，既补下焦又能燥湿，就是西藏的糌粑。记得第一次吃的时候，我去了好几次厕所，感觉身体变得比较轻松，而且有非常强的饱足感。糌粑是用青稞麦炒熟磨成的面做的，网上都可以买到。它有一个特点，因为它是炒面，所以特别燥，特别吸水，燥湿能力非常强，非常适合水饮、寒湿比较重的人食用。比如整个人头晕晕的、很昏沉时，就可以干吃几口这个糌粑。

如果是平时吃，也可以用普通的炒青稞面粉，根据个人的口味，加上奶粉、牛奶、椰奶、白糖、红糖等，再加上黄油或椰子油，把它们搅拌在一起，捏成团状，就可以吃了。想吃稀一些的，也可以多加一点水，变成青稞糊糊。之所以加奶和油，是因为炒面偏阳、偏热、偏燥，加了阴性的奶和油，可以使它的燥性变得比较柔和，防止因为过燥而伤津液。

其他粮食，比如糙米、糯米、黑米都是偏补的，豆类中黑豆虽然也有补的作用，但其性偏寒，比较容易伤津，所以在烹饪的时候，需要注意用法、用量。如果身体有热，煮粥时可以放黑豆、黄豆、莲子。如果身体偏寒同时津液不足，粥里可以加一些红枣，而粥里的红枣不一定要吃掉。中药汤药里很多都有红枣，因为红枣可以安胃、生津。

其实，中医调理的思路就是调整人的寒热虚实的偏性，许多药食同源的食物也是可以作为中药来用的，只要我们足够了解它们，足够了解自己和家人的身体。

把食物作为药

我听说过一个中医奇才的故事，有一次有朋友感冒，那个中医大夫一把脉，是太阳病（基本上就是某种受寒的情况）。常规来说，中医会用桂枝汤，但是没有桂枝汤，这位中医就趁去饭馆吃饭的时间，向服务员要了一点黑胡椒和一些醋，搅拌了一下让朋友喝下去。打了很多喷嚏，出了一身汗后，这位朋友的感冒就好了。

我们都知道吃了胡椒可能会打喷嚏，而且吃下去，肚子里会热热的，黑胡椒性热，属阳，有温中散寒作用，可以改变身体里寒湿的环境，帮人的身体暖起来。而发散的东西在处理寒湿的时候，就好像在燃烧，这种热过量的话也可能会给人的津液带来损失。好比我们需要加热一锅汤，但是火太大了，这个汤就会烧干。那么这个时候把火关小一点，加点醋，就能起到收敛的作用。

同样的道理，还有葱油面。葱和胡椒一样刚烈，我们闻它的气味就知道，它属阳，具有走窜、发散的能力。我们通常不会单独吃葱，而是把它煮熟，放在汤里收敛它刚烈的劲儿。感冒的时候吃一碗葱油面，有治疗的作用。当然，如果是津液不足的情况，也可以加一点醋去平衡葱的发散力量。

相比较而言，生姜就没有那么发散，它的味道也不是窜的，是比较温柔的辣，是温柔的阳。红糖也是。通过它们的气味，我们就知道，生姜和红糖，更擅长调和我们身体里面的虚寒问题。而虚寒更多表现出来的是胃口不好、睡眠不好、整个人没精神、做什么事情都很懒、不想动，以及手脚凉、肚子凉、胃疼等慢性症状，就像是温室里的花朵，动不动就会受凉，动不动就特别累，类似这种长期的、娇弱的生命状态。

中医治病就是调整人的阴阳寒热虚实，而食物本身也有着偏性，只要足够了解自己的身体，足够了解食物，那么在身体不舒服的时候，就可以通过调节饮食来调理身体。

记得在我小时候，有一次邻居家的叔叔发热，温度高到40℃，整个人非常昏沉，一直想睡觉，脸通红。那时候也不流行打抗生素，也不流行吃抗生素，邻居家的阿姨就把中午煮面的面汤盛出来一大碗，热热地给他喝下，叔叔出了一身汗后，热退了。这个面汤是用手擀面煮出来的，相对南方面条煮出来的汤更浓稠一些，面汤的特点是厚肠胃，而且可以将营养最大化地利用，因为很好消化。

这个面汤起到的作用是，快速地补充了津液。因为在发热的时候，体温升高带来的热会伤津，所以特别需要补充"津液"，这个面汤，相对水来说，多了一份面粉的阳的性质，面汤里这个阳又不是那种特别剧烈的阳，而是很温和的阳。这个叔叔发热的时候正气很足，表明身体已经在努力战斗了，所以当他津液足够了以后，津液的抗邪作用得以发挥，很快就能打败身体里致病的敌人了。

说到津液，我想起有一次我做了大量运动之后，没有喝水就出门了。当时我就有心悸感，因为平时我就有一点心脏问题，还感觉到口干舌燥，当时我就知道这是血糖低、津液亏损了。当时没有带水，我就进了超市，徘徊了一下，买了一小瓶可乐。我小口地喝下，甜甜的味道缓解了舌苔的热辣，感觉身体很快就开始生产津液（甘可以缓和身体的问题，而且甘入脾，可以帮助身体生产津液），喝了三四口之后，我就觉得一切都好了。

有的食物在必要的时候，可以作为药，但是在用量上要注意。所以，我就没有再喝掉剩下的可乐。我们在津亏严重的时候，比如你睡不着觉，特别烦躁，又或者是夏天的时候，很口渴，特别想喝饮料，但是又担心饮料里的添加剂，那可以选择更好的津液补充品，比如红糖水、蜂蜜水，又或者是维生素泡腾片等。

说回到面汤。小时候，我们吃了手擀面之后，都要喝一碗面汤，大人们会说"原汤化原食"，意思是如果通过改变一种食物的烹饪方式，就可以帮助对原食物的消化。

同样的道理，吃多了面食后可以喝一杯大麦茶，吃多了米饭可以喝焦米汤，吃多了粽子可以配一碗酒酿，等等。大麦茶是发酵过的大麦，焦米汤是炒焦的米，酒酿是发酵过的糯米，经过了加工，和原食物一起吃的时候，会让原食物变得更容易分解、消化、吸收。

说起发酵食物，不得不联想到益生菌。其实古代人就是用发酵的食物作为益生菌补充剂的。包括酸奶、豆腐乳、臭豆腐、黄豆酱、榨菜、泡菜、梅干菜、咸鱼、馒头、果干、果酱，都是利用时间来氧化、改变食物本身的分子结构，产生一种能够吞噬分解这个食物本身的菌群，也就是益生菌。所以我们看到的豆腐乳，和豆腐就完全不一样了，它失去了豆腐的弹性，但变得更加柔软细滑。而馒头也会因为发酵比饼更松软。而果干较之水果来说，则在保留了维生素的同时，挥发了一部分甜和湿，而变得松脆。发酵以后的食物有的会变酸，比如醋、话梅、酸奶，而酸本身可以促使津液的分泌，帮助食物的分解和消化。

平衡食物的阴阳

川菜和湘菜都偏油，同时这些菜都会加很多辣椒、麻椒。从身体上来说，辣椒可以帮助提高胃的活力、热能、动能。从阴阳来说，辣椒是阳，油是阴，单纯吃油的时候，这种黏腻感很难往下走，很容易堆积起来（如果刚好你又是那种脾胃不好的人），这就好像把猪油放凉了以后就会结块，辣椒就是给油加热，辣椒的阳可以带来动力和动能，它会让那个油在胃肠道里走得更自如一些，更流畅一些，更容易融化。

我国青藏高原的气候多变，昼夜温差大，人们需要高能量的食物来提供能量，抵御寒冷，而且因为气候的多变，当地很干燥，高原地区人们的皮肤非常缺乏水分、津液。所以人们会喝奶，吃奶制品、酥油，用奶和酥油的阴来平衡高原地域强烈的阳，补充津液和营养。当地人为了解决乳糖不耐受的问题，他们把发酵的黑茶加入奶中，煮至沸腾，再加入酥油食用。

我们都知道，发酵茶是可以帮助消化、去油的，并且茶的质地非常轻盈，绿茶更向上走，红茶、黑茶偏沉着一些，会往中焦走，加入奶中混合，用茶的阳平衡了奶的阴，一方面解决了奶难以消化的问题，另一方面也给单独喝茶的人补充了足够了阴（营养）。所以如果爱喝奶但是又不容易消化的朋友，可以吃发酵的奶制品，比如奶酪，或者在奶里加入生姜、红糖和一点红茶，炖煮后再喝。

其实，我们在吃食物的时候就可以知道哪些食物是清的，吃了以后头脑很清楚的，哪些是往下的，哪些是窜的、发散的，吃了以后会热，会出汗，哪些是在中间的，哪些是补的，吃了以后特别饱的。

食物会补益身体不同的位置

从颜色来说，黄色的食物是入脾胃的食物，比如土豆、南瓜、咖喱、生姜，都是入中焦的，可以补益脾胃。但是它们又各有不同，土豆和南瓜是甘甜的，生姜和咖喱是辣的，土豆和南瓜是补益润厚的，你看蒸南瓜的感觉就是水水的，但又有点沉，吃下去有满足感，而生姜和咖喱带来的更多是一种热能，它们相对来说会往上走，往外面走。所以胃寒、饭量很小、生气时吃不下饭的朋友，可以时不时地吃点土豆、蒸南瓜，也可以吃生姜和咖喱。

再比如说豆子和坚果，是入下焦的。 豆子和坚果的密度几乎是所有食物中最大的了。它们是种子，每天吃一点点，就会感觉到非常饱，它们是往下走的，直接到下焦。所以那些下焦不足的朋友，比如长期有睡眠问题的朋友，以及满口龋齿的小朋友，经常尿床的小朋友，有慢性问题很多年无法治疗好的小朋友，可以每天吃一小把坚果、黄豆或者豆制品。

但是比起小麦、稻谷来说，豆子和坚果的营养与蛋白质太高，不好消化，不适合作为主食。所以在烹饪方式上要注意，通常坚果都是炒制的，炒过后它们会变得清脆，当然也有人会把坚果或者豆子炖得很软烂。如果是湿重而且胃比较强的人，那么就可以吃炒的腰果、核桃、黄豆。咀嚼能力不好，而且吃硬的东西就会不消化的人，可以把豆子或坚果炖软烂些，或者每天吃一点豆腐、豆腐皮之类的豆制品。

记住：营养高的食物，吃一点点就够了。

　　我想，每个人对自己进行反馈式喂养是有必要的，每次吃东西的时候看一看食物的性味，观察这个食物对自己身体的作用，那样你就不用再去提问说我应该吃什么，你自己就会知道自己应该吃什么。

恢复自己对食物的感知能力

　　一个人如果想要知道自己适合吃什么，不适合吃什么，什么时候该吃，什么时候不该吃，应该先有一个对食物的感知能力。这种能力小孩子大多数都是具备的，他们的身体干净，对食物的判断直接来自身体的声音。

　　然而大人就不一样了，大人们学了很多知识，受过不同体系的教育，对身体的感知逐渐迟钝。

　　什么是有感知地吃，什么是没有感知地吃？如果去观察一个精气神稳定的人所吃的食物，你会发现他吃得都很有道理。

　　选择的食物与自己的状态是互为因果的。

　　你可能会看到一个清澈阳光的男孩，在吃饭的时候尽管长辈们要求他多吃菜多吃肉，而他只是偶尔地夹起菜，更多的时间是，闷头吃掉两碗米饭。从中医理论来说粮食是精气的主要来源，一颗种子可以裂变出千百倍的粮食作物，靠的就是植物的精气，这种精气也是维持一个生命最基础的东西。

　　你可能会看到一个大客户经理，在饭桌上不断地夹向色香味浓重的菜，他的嘴巴咀嚼着，就像是永远都吃不够一样，他的肚子大大地凸起，头也谢顶了，他的脸上有很多痤疮，面颊油腻反着光，肌肉下坠着，眼神浑浊得无法照出倒影，在那双眼睛里你看不到质朴。

你也可能会看到一个干瘪瘦弱的女士，在饭桌上，以极其慢速的方式吃着一些水果沙拉，配着一杯咖啡或奶茶，她吃得非常清淡，甚至是对食物完全没有兴趣，每次吃饭就像喂鸟一样，她可能在席间偶尔展示出她不屑一顾的眼神，而且你知道她有常年的胃病，她也许是你身边暴脾气闺蜜里的其中一个。她和你聊天的话题永远都是围绕着"谁对我不好、谁对不起我"之类的话题。

你会觉得他们都是通过感知来选择食物的吗？

至少第二位和第三位他们对食物是没有很多感知的。

客户经理更多的可能是一种营养不良，因为他的脾胃功能无法吸收营养，就会产生湿，就会堆积成大肚子，痰湿代谢不掉，身体就会出油，睡觉的时候就会打呼噜。吸收营养的能力来自中焦的工作，基本上就是消化系统和人体造血供血的系统。当一个人吃了很多营养但总有一种不满足的感觉时，那基本上就可以认为是他吃的东西吸收不了，或者说，他吃的东西不是他身体需要的东西。

另外那位女士，虽然体重管理得很好，但是她的面部丝毫不红润，也就是说这个身体缺少滋润，好像常常有一种干涸的感觉，中医理论来说就是身体生产津液的能力不足，吃下去的东西都流失掉了，尽管吃的水果沙拉看似滋润，但她完全吸收利用不了。

你是否会有这种经历：吃了一大堆东西之后肚子很大吃不下饭了，但还是不满足。你总觉得少了点什么，如果继续吃，之后整个人就会很昏沉，没有精神，一点都不像"加满油"的状态。这个时候往往纠结要不要继续吃，这就是一种营养不足的信号，因为身体没有吃到它需要的营养。

尽管容量足够了，其实还是没有饱。

我经过了一些年的练习，对食物和身体有了一些感知的能力，在这里分享一些练习的方法，不是绝对正确，也不是唯一答案，供大家参考。在此前大家可以先从理论去了解食物的信息。

要恢复身体感知的能力，第一个阶段是简化食物。

如果你曾经是一个被调味料、厚重口味喂养多年的人，这是你必须要做的第一件事。

我所说的内容包括防腐剂、色素、甜味剂、酱油、糖、味精、方便食品。也许你吃饭的时候习惯吃辣，吃酱油，习惯性地放葱蒜这类刺激的配料。那么，至少在一段时间里，你要对这些东西有所简化。

最好的方式就是只吃原味食物，甚至是连油和盐都要很少很少。在这个过程里，去品尝食物本身的味道。比如，你能吃白米饭，就不要吃炒米饭；能吃汤面就不要吃炒面；能吃蒸南瓜，就不要吃炸南瓜；能吃家里的饭，就不要吃外卖。

在食物种类上，如果你每顿饭要吃五道菜，那可以尝试简化成两道菜，甚至一道菜。高强度体力和脑力劳动者可以增加主食的分量。吃饱是前提。

在这个过程中，你的身体会清理掉一些垃圾，包括痰、湿、油。比如说肚子硬的会软一些，头很油的会不那么油了，睡觉很多梦的可以睡得安稳了。身体同时会影响到情绪，比如情绪起伏比较大的人可能会发现其情绪起伏变小了，攻击性变小了。

当你的身体通透一点的时候，大脑对于事情的思考会更清晰一些。

这个基础有了以后，就慢慢地进入第二个阶段，训练静定。

传统静定的训练都是要去静坐、站桩或者行禅，有兴趣深入的朋友们可以找到适合的老师，在老师的指导下进行训练。系统的打坐和站桩训练能够让静定的训练更加容易。

一个人在身体通畅的时候，是能够静下来的，这是身体对心的影响。当身体通畅的时候，相对会产生满足感和稳定感，有了稳定感就会有放松的感觉，那么这个人静坐的时候，思绪不会那么驰骋。

当然，如果是身体特别虚、休息不够的人，可能会在静坐过程中睡着，那不妨就直接睡下，睡够了为止。

静定的训练是为了让我们的身体和意识更加稳定和敏锐。也就是当某个身体感知出现的时候你要立刻捕捉到它。对于成年人来说，食物对身体的影响可能不会特别清晰，更多时候是一种细微的表现。比如说一个孩子吃多了西瓜就会腹泻，而很多成年人却没有反应，只会有一种细微的变化，他如果没有感知到，那么这个寒就会持续积累下去。这也就是为什么很多成年人会在体检的时候忽然发现自己有一个相对严重的疾病，因为在一开始的时候，他是没有感知的。

而我想分享的是一些日常生活中碎片时间里就可以使用的方法。可能不是必须要盘腿坐着，当然你如果很喜欢盘腿那更好。比如，在工作的过程中，你忽然放松下来5分钟，把注意力从电脑或者手机上收回来，去感受你身体的某一个部位，然后你问自己，我的脑子里是不是有快速涌动的东西？我的脚是凉的吗？我的手呢？我的胃里有气吗？去做这样的感受和观察。

又或者只是单纯地凝望着窗外某个树上摇动的树叶，把注意力完全放在一片小小的叶子上；或者把注意力放在你身边的一个人身上，她的微表情、头发、眼睛，去感受她是冷的还是暖的，松弛的还是紧张的，慌乱的还是镇定的，她的心和身体是否在一起。

不只是身体，其他有兴趣的东西，都可以利用所有碎片时间去感知。

在这个过程中，你还可以减少无谓的聊天、奉承、客套、长时间的倾诉，减少无谓的社交、购物，因为这些会让你思考过多，无法放松身体。

无论你是通过独自散步，还是躺在床上看天花板，无论何种形式，静定的重点都是你清楚地知道当下周围发生的一切，知道你身体发生的一切。

反馈式喂养攻略

　　刚开始做反馈式喂养的时候，我的笨办法是，和娃吃一样的东西。

　　每天和娃吃的东西是一样的，吃什么东西之前都要自己先试一试。所以娃吃的是不是多了，是不是不消化了，基本我不用看舌苔、大便就知道。如果有一天觉得自己吃得不太消化了，那我睡觉前就会对他进行消食按摩。

　　当然，这是在我还不会很认真地观察情况时用的方法。长远来看，我们需要保持的是对身体的观察和审视。

　　中医认为疾病的发生都是从我们身体日常的变化开始的，是一点一滴形成的，不是突然发生的。打个比方，我们发现自己有皮肤病，如湿疹、荨麻疹等，这些问题背后主要的原因是身体里的湿满溢了，我们发现的时候皮肤已经开始生病了，这样的发现是比较晚的发现。还有的情况是，孩子去了很多次厕所之后，家长才发现可能不对，或者是孩子1个月以来入睡困难的时候，家长才意识到可能需要解决一下，这些发现都是比较晚的发现。

　　这个过程就好像是，当屋子的地板鼓起，或者墙壁发黄的时候，我们才意识到，家里那个坏掉的水龙头已经坏了很久了。

至于它是怎么坏的，什么时候开始坏的，我们对此一无所知。

说起反馈式喂养，只是看字面的意思大概就可以明白，这是关于妈妈或其他养育者一个记录观察的工作。这个工作最大的好处就是，我们不会再是"生病的时候才知道是生病了"，而是提前就知道，就能预防。

记得刚开始学中医的时候，我会把食物、饮水、大小便、睡眠、舌苔、情绪、运动量等全都写在纸上。

日期	大便	睡眠	舌苔	饮食

然后把纸张贴在书桌比较显眼的地方，让家里人都能看见。

观察力较成熟的妈妈会知道，孩子在什么情况下可能会发生什么状况，什么情况孩子自己能扛过去，什么情况需要帮忙，什么时候需要医生，这些问题妈妈都能预见。即便是不学中医，不知道寒热温凉，不知道虚实，也可以通过密切观察预见可能会发生的事情。

自己身体的感受是最直接的感受，观察好自己的身体，是观察孩子的基础。虽然不能完全用自己的感觉套用，但是观察的时间越长，我们就越能体会孩子的某些感受。越是细节的观察，就越容易得到规律。其中最基本的，最需要关注的是吃的食物和大便、睡眠的关系。

　　吃下去什么食物会有什么样的大便，是更干臭了，还是更湿黏了？大便间隔更久了，还是更短了？大便中有没有原始食物？大便之后会更舒服，还是拉不干净？大便不好的时候睡眠会不会受影响？会不会入睡比较难？会不会夜里醒来？有没有夜尿？会不会翻来覆去，想用肚子贴着床，还是想跪着睡觉？会不会流口水？会不会磨牙、打呼噜？会不会睡觉怕热，但其他人却要盖被子？

　　因为大便和睡眠受到食物的影响很多，尤其是孩子。吃得舒服不舒服，看当天晚上睡眠情况就知道，第二天看大便也可以看到。所以我们第一步需要先观察了解食物和大便、睡眠的关系。

　　然后再带着这种记录去学习中医的理论，比如，有人只要晚上吃零食，就睡不着，会对中医说的"胃不和则卧不安"有很好的理解。再比如，有人一吃多芒果就会大便很湿很黏，拉不干净，那么他（她）就会更加理解中医说的"水果生冷生湿"。

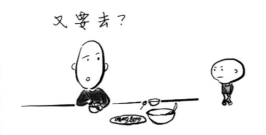

　　大便和睡眠对饮食的反应需要一个过程。无论睡眠还是大便，都是在身体内经过了一番活动之后才可能呈现出来。还有一些更直接的、细微的身体反应，其中疼痛酸胀是容易感觉到的。而比较细微的身体反应不容易被发现，需要练习观察。比如，手心会不会出汗，会不会想摸冰凉的东西？坐着的时候喜欢抱着腿，还是"葛优躺"？舌苔有没有齿痕，厚不厚？早上更厚还是晚上更厚？口腔里有没有溃疡？什么时候会有？和食物有关，和天气变化有关系，还是和情绪有关系？走路能走多久？想不想运动？说话多了会不会累，还是越说越兴奋？看电视、手机多久后会感觉到累？思考能力会不会被影响？睡眠会不会被影响？情绪会不会被影响？和什么样的人待在一起比较安心？和什么样的人待在一起会容易焦虑？等等。

同时，一次观察是给不出一个答案的，规律一定需要从一个比较长的时间格局去看。

比如，有人本想多吃点薏苡仁祛湿，但吃多后舌头会燥，而有人却吃了薏苡仁之后觉得身体有劲了。还有人只要是吃了油炸膨化食品之后会觉得肚子胀气，但好像又不是一直这样，有时候吃了这些后会很快拉大便。有人吃了香蕉之后就不会便秘，也有人吃了香蕉之后就不想吃饭了。有人吃巧克力后会犯困，有人吃巧克力后精神会好。有人下雨天就不想吃饭，而有人下雨天就想多吃一碗饭。有人超过 11 点睡觉，第二天就会有肿眼泡，而有人晚上熬夜之后第二天就会变成双眼皮。有人生气以后就会肚子胀、变瘦，有的哺乳期妈妈还会堵奶，也有人只要心情不好就会暴饮暴食，然后发胖……

人的身体就像树叶。这个世界上没有完全相同的两片树叶，就算是同一片树叶，每过一天都会有细微的变化。每个人每时每刻都在变化，没有一个恒定的状态，这是在初步观察后最先了解的一个大规律。

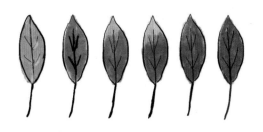

　　虽然可能会面临被很多现象搞晕的情况，但可以肯定的是，只要继续坚持观察和学习，我们的观察能力和把控能力只会进步不会后退。

对身体觉察力的提升

　　我记得有个朋友开车上山的时候没有关车窗，她比较敏感，感觉到风一阵一阵地从她头顶吹过，头顶就开始有不明显的痛感，后颈部有略微的拉扯感，下了车以后，嘴巴里就开始不停地有痰涌出来，很大口的、非常清稀的痰，大概这样持续吐痰吐了半个小时的样子。之后她再回到车里关紧车门车窗，安静地待了一会儿，也没看手机。等到开始下山的时候，那些不舒服就过去了，回到家也没有感冒。她告诉我这个过程后，我知道这个是太阳病（伤寒）的过程，同时她自己觉察到自己的正气是如何解决这个伤寒的。这个朋友偶尔会练习静坐，有一点觉察能力，觉察能力的存在本身就是可以帮助正气的。

　　相反的例子：小的时候有一次父亲给我讲了个笑话，我捂着嘴不敢笑，因为笑了脸会很痛。父亲比较细心、严谨，觉得不敢笑、脸疼这个事情不对，第二天就带我去医院，才发现是腮腺炎，需要住院治疗。大夫问我不能笑有多久了，我努力地回忆了一会儿，也答不上来，模糊地说得有几天了吧？那具体有几天也不知道，反正就是昨天才发现自己不能笑。这个状态就是我们常说的，后知后觉，觉察能力是混沌的。

对觉察的提升，站桩和打坐都是有帮助的。如果这些都不会，就坚持让自己非常专注地去做一件事。比如绘画临摹，我们知道要画得像，一定要仔细地观察角度、线条、方向、颜色的变化，仔细地观察清楚了才能呈现在纸上。

经常让自己完全静下来很重要。这个过程就很养神，很养身。完全投入地做一件事就是一种禅定，全身都能得到滋养。当有人说你这样错了，应该如何、不应该如何的时候；一篇文章写吃这个好，另一篇文章写吃那个好，就随着这些感召去网购这些东西。但是如果听到这些声音的时候，我们有静和定的状态，我们就不会被打扰，知道自己现在需要的是什么，不需要的是什么。当我们越来越静定的时候，我们就越难被"其他的声音"打扰。

打破育儿的"条条框框"和"标准"

积食早期，家长可能会发现孩子不太想吃东西了，或者开始有一点嗜睡；然后大便的时间间隔久了，或者有点干；手心出汗了，或者屁股有点红，下唇有点红。这个时候还没有发热或者拉肚子，舌苔可能也还没有变厚。但是如果体会到这些，那就会知道下一次吃饭要简单一些，或者间隔要久一点。

这样就不至于发出诸如以下"强迫症"式的疑问：

为什么今天不按点吃饭？

为什么今天的"营养目标"没有达成?

为什么今天午睡这么久?

为什么今天入睡这么晚?

如果积食最早的阶段家长没有觉察到孩子的异常,继续按照常规标准去做日常的活动。那么孩子可能大便变得又粗又硬,随后睡眠开始不好,睡姿开始改变了,可能会边睡边打呼噜,嗓子里有一口痰,头上出很多汗,嘴巴里开始长溃疡,肚子一直鼓着。

如果这个阶段家长还没有觉察到这些症状,继续正常活动。那么就很有可能发生孩子因为不想吃饭惹大人生气,因为不上厕所使得大人比较焦躁,也可能孩子情绪上会比较闹,比较不想听话,舌苔开始变厚,如果再吃一点冰的东西,晚上可能就会开始发热了。

如果我们每次都要等到孩子发热的时候才觉察到发生了什么,那我们必须先意识到我们的注意力此刻不在孩子身上,然后要将我们放在其他事情上的注意力尽可能地收回来,去感受孩子的感受。之后再一次次地去练习。

对于孩子来说,因为饮食引发的问题会比较多,而中焦脾胃又是孩子发育最重要的部分,所以在孩子有状况的时候,饮食是我们第一个会考虑的问题。

如果感觉到是饮食带来的问题,比较了解食物属性的可以做一些方向上的调整,如果饮食偏凉的就加一些温热的食物,如果寒湿的饮食量多了就加一些燥湿的食物。当然如果还不了解食物属性,那最简单的做法就是简化。

从油腻调整到少油或无油,从荤调整到素,从寒凉调整到温热,从米饭调整到粥,从没有发酵过的饼调整到馒头,从面包、蛋糕、饼干调整到米糕，从芒果调整到葡萄干。让孩子休整一些时间，然后再回到孩子能承受的那些食物范围里。

简化只是一个方向。具体的度，能吃多少，需要自己去尝试。如果在观察过程中发现对特定情况下吃特定的食物有不消化的情况，那么策略就是暂停进食此类食物，下一次再吃此类食物的时候需要减量，慢慢尝试。

还可以做的是孩子的生活环境和日程活动的简化。比如每天要看半小时的动画片就可以不用看了，本来打算去超市逛的就不要去了，原本要带去聚会的就暂时不去了，换成在小区里遛遛弯儿，或者就待在家里搭积木。嘈杂的环境对身体调整没有很好的帮助，反而会有更多打扰。

另外，在孩子还有能力运动的时候，可以让孩子运动。地点选择在比较空旷的地方效果会更好，如果是阴雨天，也可以在家里跳跳绳，玩一些游戏，这些都可以增加脾胃的热能和动力，帮助身体去解决问题。这些的前提是孩子还有能力去做运动，如果孩子已经发热腹泻了，那就要让孩子多休息。

一般情况下，用药是反馈式喂养的最后选择。往往需要用药的情况是孩子自己的状态已经不太能承受这些异常变化了，可能吃药会好得快一些，家长也会更容易恢复平静。总之，反馈式喂养的训练重点在于：

我们知道当下正在发生什么，我们知道我们可以怎么处理，我们可以从容地选择如何处理。

忌口是一个笨办法

　　如果孩子生病超过 3 天，大人还可以勉强承受，但如果是 1 个星期，大人就会开始紧张。有的孩子感冒半个月，甚至 1 个月，仍没有找到根源的话，这个状况就把大人、孩子拖进一个黑色的循环里，让人没有喘息的机会。

　　家长不妨去尝试中医的方法，用食疗或推拿来调治，会有一些帮助。

　　普通感冒的病程一般是 5 ~ 7 天的时间。治疗的方向和养护决定了病程的长短。

　　有些妈妈在孩子感冒的第一时间，还没有开始流鼻涕的时候，就果断做了食疗或推拿处理，这对于缩短病程非常有帮助。而食疗的方式如果用得准确，也是可以帮助孩子解决一定问题的。

　　忌口属于食疗的一种简易的笨方法，属于几乎不用辨证就可以用的方式。在妈妈们初学中医，还不能把握辨证方向的时候，是可以直接做的。因为生病的时候脾胃功能会下降，好消化的食物不会增加脾胃的负担，食物的营养物质容易被吸收利用，病也会更快地好转。

　　传统中医往往非常重视脾胃，认为脾胃是后天之本。人吃

81

东西是不是能吸收，决定了身体能否有足够的气血供给。而忌口的思路是通过给脾胃减轻负担，让身体自己调整，平衡阴阳，从而解决问题。是一种不用辨证、相对安全、容易操作的方案。

这个原理有点像是给战场上的士兵运送最直接的物资和弹药。生病的时候，我们把邪气，所谓的细菌、病毒比喻成为我们要消灭的东西，但是消灭这些敌人需要能量，这些能量很大一部分来自食物，中焦负责消化吸收食物转化为津液、气血去打仗。

但是这里有一个需要注意的细节，在枪林弹雨中，我们不能直接把箱子扔到战场上去，战士们可能来不及拆包裹就负伤了。所以要把箱子、袋子、包装盒都拆掉，把最直接的那个东西给到战士们。

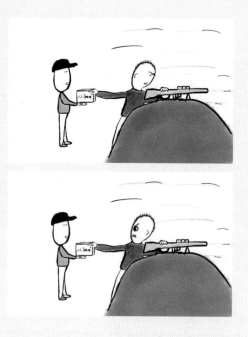

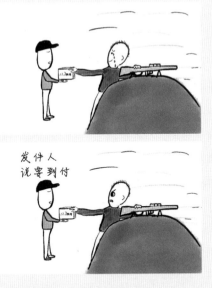

发件人
说要到付

忌口的原理就像是先帮战士把不必要的包装去掉，减掉身体不需要的食物，直接供给必需营养物质，快速补充能量。

如果刚学中医不会辨证，也没有接触到好的中医，生病过程中，无论什么病，妈妈们第一个能做的就是在食物上做简化。与其他的护理比较，比如发热时敷毛巾或酒精擦拭等，忌口的效果是最容易看到的。

另外，一些慢性疾病的孩子及体质长期有问题的孩子，有必要在一段时间内忌口，或者是某种程度严格地忌口，可以帮助孩子体质的恢复。比如一个患有鼻炎的孩子，可以在治疗期间，尝试 1 周只吃 1 次肉，1 次只吃 2 小块，然后观察孩子对肉的消化能力的变化。

忌口时期最普通的原则就是：进食最容易消化、偏性小、同时含有营养的食物。满足这 3 个条件的，最好的东西就是粮食制品，就是米面，如稀粥、汤面。更小的孩子还可以喝米油、小面汤。粮食历来都养人，世界各地的人都以粮食为主食，粮食聚集四季的精气和土地的能量，可以濡养肠胃，做成流食还可以快速补充津液。而津液可以抗邪气，可以帮助我们生产更多的气血。

除了米面之外，不需要辨证就可以快速补充营养的是一些偏性比较平和的蔬菜。如果孩子有寒证，可以选土豆和山药熬原味汤，它们入脾胃，熬汤时可以不放油，甚至不放盐，炖得烂一点、软糯一点。如果孩子有热证，可以选一些绿色蔬菜，如西兰花、四季豆、西葫芦，把它们烫熟或者蒸熟，吃时放几滴香油。

很多孩子生病的时候是拒绝吃东西的，或者拒绝吃某些东西；也有的孩子在某个时期会拒绝吃一些食物。这些挑食的习惯，有时候是身体本能的反应。

我观察过一些孩子在生病的时候会拒绝的东西，常见的有肉类、水果、鸡蛋、鸭蛋、海鲜等。孩子的身体很聪明，这些被拒绝的东西，可以不必给孩子吃。

身体的选择也有"脱轨"的情况，比如一些邪气比较重的情况下，身体寻找的只是那个让自己最舒服的食物，但不一定就是能治疗身体的。比如说我们特别热的时候会想大口喝冰水，或吃冰淇淋。吃了确实会舒服，但有可能脾胃差一点的人就会肠胃受凉腹泻了。

我们来仔细看看这些在病期可能会带来麻烦的食物。

首先是肉类。这里指一切动物的肉、内脏、表皮，包括鸡、鸭、鱼、虾、猪、牛、羊。它们是高蛋白、高脂肪的食物，代谢速度会比蔬菜和谷物慢很多。从中医的角度来说，肉制品大多是属于阴性，俗话说"肉生痰，鱼生火"。痰是脾胃在消化食物时产生的代谢垃圾。吃油腻、甜腻、难消化的食物时可能会生痰，尤其是体质不佳或生病的时候，如果生痰，一定是对病情恢复没有帮助的。

有人说鱼虾的肉质比较细腻，是不是比较好消化呢？鱼虾是生活在水中的，处于寒湿的环境，基本上都会比较寒，螃蟹也是寒的，但也有一些医者认为一部分鱼虾是性平的，有一些争议。但大的方向上，如果是寒性海鲜，有人吃了会增加寒证，有人吃了会产生积滞。所以为了健康，忌口时期建议暂时不吃。

还有人说牛、羊肉性温，不寒。但牛、羊肉消化难度等级比较高，而且也比较补，如果补得不对，或者消化不了，积滞在胃肠道，这对病情也没有帮助。

其次是蛋类。这里指的是一切家禽的蛋，包括鸡蛋、鸭蛋、鹌鹑蛋、鸽子蛋等。蛋类基本都属阴的，病期不容易被消化吸收。鸽子蛋还有可能加重上火的症状。

再次是奶制品。奶和奶粉，小朋友其实很难拒绝，即便是在生病的时候。因为奶和妈妈有密切的关系，对于很多小朋友是有抚慰意义的。

奶制品属于阴寒，会阻碍脾胃的阳气和疾病的恢复，尤其是一些过敏性疾病，如鼻炎、咳嗽、湿疹。而奶制品也可能是一部分孩子每天摄入量最大的一个东西。

但心理需要和身体需要同样重要。此时的忌口不用马上完全停掉奶制品，不妨尝试减量，比如冲淡一点，或者减少次数。或者用其他食物，比如米浆来替代。对于积食的宝宝，妈妈可以尝试自己打杏仁露给宝宝喝。在妈妈和孩子心理上都能承受的范围内，为饮食做减法。

如果是易过敏体质的孩子，又是 2 岁以上的，建议建立一个断奶的目标。比如在多长时间内，循序渐进地减少奶的摄入，同时妈妈给予孩子足够的关注，让孩子不至于情绪上受到太大的影响。

总的来说，生病的时候，能最快吸收的营养才能帮助身体恢复。身体好了，阴阳调和了，情绪也会平和。

再说水果。咳嗽和流鼻涕的孩子，比较需要忌口水果。水果的共有特性是生和湿。生就是没有煮熟的、没有经过加热的东西。一些寒证为主的疾病患者最怕湿。因为湿需要代谢，需要足够的阳气，也就是热能。

除了生和湿，寒凉的水果是比较多见的，比如香蕉、猕猴桃、火龙果、梨、西瓜、甜瓜，这几种是寒性水果。而芒果、菠萝、荔枝又是比较容易上火的热性水果。除此之外，很多水果都很甜，虽然其维生素很丰富，但从中医上来说，这些水果都是寒凉的，对于正在生病的孩子而言也是不适合的。煮熟的水果会相对好一些，但仍旧还是寒凉的。此时，吃清淡的蔬菜也能补充人体所需要的维生素及其他微量元素。

有的中医会用水果做食疗，辨证准确的情况下，不仅不会有麻烦，还会有所帮助。但如果辨证不准确，吃了这些水果就会对身体造成负担。如果孩子特别想要吃水果的话，不妨吃一点果干。

当然，其他甜腻的、油炸的、高糖的食物，也不适合在生病的时候吃。

一次生病好了以后，为了预防疾病反复，可以再清淡饮食几天作为过渡。脾胃的恢复不像疾病康复那么明显。身体打完了仗，要休整几天，慢慢回到原来的状态。**原则是慢慢地，一点点来。**

不同饮食体系的挑战

我的朋友 Y，有一次被一个医生当着 15 个排队的陌生人批评了 5 分钟，主要是批评她给孩子的营养太少了。

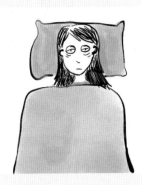

Y 是中医的"死忠粉"，她一开始是受我的影响才相信中医的。后来她从孩子出生后几乎就一直在接受传统中医理念的洗礼，素吃得多，荤吃得少，孩子病期、病后都忌口肉、蛋、奶和水果，来减轻脾胃的负担，更快地恢复体能。孩子生病的时候几乎都选择中药、食疗、艾灸外治等辨证处理。日常脾胃护理与疾病预防也不落下，总的来说，她见证过中医给孩子健康带来的变化，也很感谢中医给她攒下一些钱。

Y 说这是第一次去看西医，西医对于饮食有自己的一套系统，通常是按照年龄，每一种物质需要添加多少，有严格的比例。

Y 告诉我，她突然觉得自己的内心一直存有的一种不敢说的东西，被这个医生触发了。也许，她对忌口也是有怀疑的。她对中医也并不是那么信任的。

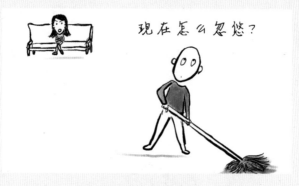

她能说出来这句话，是一个很好的自我觉察。

真相是：没有一个人可以对某一个医疗体系百分之百的信任，而信任是来自不断的怀疑和体验。

曾经我见过一些生食团体，他们只吃生的水果和蔬菜，然后吃一些谷物，我看到他们的某些食物中会加入一些姜黄，这是阳性的东西，同时他们会非常规律地进行有氧运动，如爬山、骑行等，这也是阳性的，所以他们看上去确实很健康，至少现阶段是如此。从阴阳的角度上来讲，我认为在一定时间区域内，也是可以平衡的。

而中医并不提倡生食，而且提倡要少吃肉，也不提倡人过于剧烈的运动，推崇的运动方式更多的是调和养的方式。所以我们可以看得出，中医推荐的方式是倾向于减少消耗，来养阴、养阳、养神、养气，因为生命是一个消耗的过程，所以中医的做法考虑到的不只是生命的长度，还有质量。

虽然在我们看到的生命演化过程中，人的生活方式不断地在变化、更新，但是总是有一些东西可以抵消另一些东西的作用。比如有了电视、电脑、智能手机后，人的运动量减少了，就出现了健身房；比如城市的建筑越来越多，城市的范围越来越大的时候，更多的人开始往农村迁徙。很多东西自然地在维持着某一种平衡。

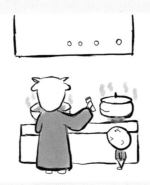

症状没了以后，也要再养几天

我们看一个案例。

"10 个月大，1 周前感冒后又发了幼儿急疹，现在大便不正常，偶尔有干咳。"

孩子的主要症状已经没有了，基本上就是认为病已经好了，或者至少是觉得病已经好得差不多了。但是身体真的是完全恢复到正常了么？这个妈妈很细致，她发现了大便的异常。3 天没有大便，之前是黑色，酸臭，一直臭。大便黑和臭是积滞的表现，可以推断之前的病和积食有很大的关系。那么，这个积食是不是真的处理好了呢，我们再看其他的主诉。

"睡眠还可以，后半夜爱滚。"

睡觉翻滚是因为肚子还有部分积滞，睡觉找不到一个合适的姿势，怎么睡都不舒服，因为不消化的时候，肠胃会有气滞，就是胀气，气血不能通畅的流动，睡眠就会被打扰。

患儿爱喝水，主动要水喝，或者比平时要喝得多，说明津液有匮乏，需要补水，当然也不排除身体里有热的可能性。如果是和大便、睡眠情况结合起来去看，这个爱喝水，就是一个身体里还有一些积食的内热没有祛除，其实也就是积食还没有完全祛除。

"手心比手背热些，肚子比后背热。"

肚子和手心的温度，都是中焦温度的体现。为什么这个地方温度会高？因为这里有一些问题还没有解决，从上面的大便、睡眠、喝水的情况来看，我们知道这里还是有积食的，身体是要在这里调集气血去解决问题，所以温度就会高了。

"偶尔干咳，尤其是夜里和早晨。"

从上面的证据来推断，因为没有受寒的表现，所以这个咳嗽是积食的气逆咳嗽。本来身体的气是往下走的，但是由于胃肠道的积食内热，这个气堵住了，不能下去，要往上面走，就会产生一种气逆，导致咳嗽。其实如果积食问题完全解决了，这个咳嗽就好了。

这个案例处理的建议不是用药，是养。

建议给脾胃一些时间恢复正气，让身体恢复到一个正常的节律中去。具体的方法是给孩子吃能濡养脾胃的食物，比如米油、小面汤，暂时不吃水果、肉、蛋及有添加剂的零食；保证足够的睡眠时间；暂时不去热闹人多的地方，不带孩子旅游或者参加大人的聚会，可以在公园或小区里散步；每天摩腹，顺时针按摩肚子，以帮助消化。

这个孩子感冒和幼儿急疹时的发热、鼻涕症状，都已经没有了。这说明外部的邪气已经被清除了。这个时候很多妈妈会认为病已经好了，但其实不是。

我们可以把这个阶段称作是一个病后恢复期。病后恢复期的问题有两种，一种是内部的邪气还没有完全清理干净，另一种是脾胃的能力还没有恢复。这两个问题常常是同时发生的，这个案例就是这种情况。

有人问为什么孩子咳嗽好了，过了几天又反复了。其实这就是病后的养护没有做好。我们常常会把关注点放在鼻涕、咳嗽、发热等这些明显的症状上，病后很多情况更容易被忽视。因此我们需要经常观察孩子：他的大便怎么样？睡眠安稳不安稳？食欲好不好？是不是特别能吃？特别爱喝水还是特别不爱喝水？出汗多吗？情绪平稳吗？容易生气吗？感到不安吗？焦虑吗？只有观察细致了，才可能在疾病有苗头的时候就相应做一些调整，防止疾病的发生、进展和反复。

提问与解答

问：如果孩子积食已经拉干净了，为什么后来几天就不拉大便了呢？

答：因为虽然积食可能拉完了，但脾胃消化食物的能力还没有完全恢复，会处在一种相对虚寒的状态中，身体里的气血不能推动消化系统的工作进程，其实这是很典型的病后脾胃恢复期的表现。

问：病后觉得症状差不多没有了，能不能马上停止忌口呢？

答：不能，建议在恢复期还是要忌口几天，以便给脾胃足够的时间恢复。

吃到不饿就停下来

Q 老师是个中医界的暖男，他常常会发给我们一些养生贴士，而他的贴士更多的是他了解并且有过亲身体验的内容。

有一次他发来消息："三伏天，养心一定要睡午觉，午饭要在胃部排空的时候吃，吃到不饿就可以停下。"

于是我问他：什么叫作吃到不饿？不饿和饱有区别吗？

他说："有，不饿就是你的肚子是舒适的，而且还有能量；饱对于很多人来说，他的肚子是装满的，而且可能是壅塞的。"

关于这点我其实很有发言权，因为我过去很多年以来对于吃饭的感受就是四个字："很饿"和"很撑"。

我不会允许自己"不饿"，因为那个对我来说完全没有安全感，但是同时"很撑"给我的感受也并不太好。

对于"不饿"的感受更多的是来自早上起床的时候，尤其是睡了一个好觉后，能够感觉到身体里气的运行是很自然的、顺畅的，做任何动作的时候，头脑很清楚，对过去和对知识的记忆很清晰，动作灵活，尤其是反应速度很快，更重要的是，这时如果在路上看到有人莫名其妙地瞪你一眼时，你完全不会不开心，可能还会觉得很有趣。因为身体里的气机和气血是基本畅通的，所以情绪也不会堵住。我认为这个状态是很基本的一种满足感。而我们常常缺乏这种满足感。

当拥有这种状态的时候，我会对食物没有太多的要求。我可能会更倾向于吃一些清淡的粥、馒头，或者一些坚果，然后吃这些东西的速度也不会太快，因为我没有感觉到非常饿，我的身体能量是足够的，就好像我的油箱里已经有一半的油，我吃一点也可以，不吃也可以，但是如果吃，一点点就够了。我不会眼睛一直看着那个食物，心里挣扎着想：我要不要再来一笼包子？

我如果是身心状态很匮乏的时候，那可能会想要吃油条，想吃油炸的馅饼，或者手抓饼、煎饼果子，还要多放一点豆瓣酱、辣椒酱，而且会吃得很多。因为重口的食物可以快速到下焦。这是身体的选择。

正常健康的胃是会有饿的感觉的。当一个人每天在不同的时间段感到饿的时候，这代表你的胃准备好要消化食物了。就好像是一部好手机它是可以充满电的，而出问题的手机，连电都充不进去，或者充了很快就会用完。我们身体里用来消化食物的这种能量，叫作胃气。

胃气可以带动食物的消化、吸收、转化，它代表的是一种能量，代表身体整体处在一种相对健康的运作之中。它可以分解食物为身体提供更多的能量；同时也可以抵抗外部的邪气，处理身体临时出现的一些问题，中医把这部分叫作正气。

当我们了解自己身心的满足感和胃气的充足、正常的运转都可以带来相对顺畅的情绪和身体感受时，那我们可以努力地配合身体胃气的运作模式，从而得到顺畅的情绪和身体感受。

大人孩子，都是一样。

高温天气里，气血是升腾的扩散状态，会更多地聚在皮肤、

相信身体的选择

毛孔里，去调节体表的温度，也就是我们的身体自带"空调系统"。

气血多在体表，体内的气血相对就少了。因此夏天的时候我们的食欲会下降。如果暴晒很久后，我们连动都不想动了。甚至我们容易恼怒，很容易因为很小的事情烦躁、不耐烦、与人争执。这是津液被高温消耗掉的表现。夏天的时候人体里面是相对虚寒的，并且这个过程里，心脏是承受压力的。

因此夏天要养心。意思是要减少心脏的压力，减少外部的消耗，所以中午要睡觉，要静，让气血从体表回收到里面，去滋养身体里面的脏腑。

午时就是中午的 11 点到 13 点，这个时候人睡觉的补养效果很好，如果你在 11 点的时候没有感觉到饿，或者你的肚子没有排空，那就可以考虑说先睡了午觉，然后再起来吃午饭，这样脾胃压力会减小，整体身体的通畅度也会有所提高。

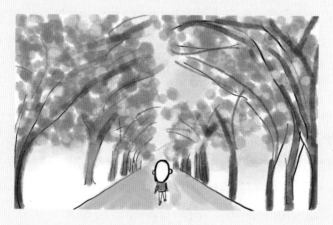

另外，不要按照时间去刻板地吃饭，不要在并不想吃饭的时候吃饭。一般情况下，夏天的时候，可以选择在早上稍微吃一点高能量的食物，因为早上吃的东西被吸收转化为营养相对

容易。如果早上不想吃东西，那就不要逼自己吃，这时你也许需要的是静和休息，可以打坐或者闭目养神来补足胃气，给足自己时间做调整。

这样保持一段时间，你会发现自己的大便和睡眠情况会变好，对食物的消化能力会变强。如果你刚好是一个脾胃不太好的人，经过一段时间的坚持，有了一点进步之后，也许你就能经常感觉到你的身体对问题的处理能力增强了，对情绪的处理能力也增强了。

怎么喝水更适合身体需要？

　　演讲的技巧里有"以少为多"一说。意思是在演说的时候，不要给出太多的话题、太多的观点，也不要有太多的技巧，这样才更能打动听众。

　　与演说一样，更好的人际关系也是。每次真诚地看着对方的眼睛，认真地倾听和表达，哪怕只有几分钟，都比每天的寒暄和不必要的送礼要好。穿衣服也是，耐看的服装搭配永远是简洁的款式、简洁的颜色。

　　喝水也是，慢慢喝，小口喝，不强迫喝，才能养人。

　　中医认为，喝水应该不渴不饮，意思是完全不渴的时候喝水，对身心都有负担。很多人在不想喝水的时候喝水会感到恶心、腹胀、食欲下降等。

　　有个词语叫作"君子不器"，在喝水这件事情上，我们也不应该把身体当作一个固定容量的容器，并不是到一定的时候就需要添加水和食物，要看身体当下的运行情况，来判断是否需要补充水和食物。

　　不渴不饮里的"渴"字，其实有一点歧义，因为"渴"这个字，很容易让人联想到一种拼命找水的状态。因为古人对身体的观察极为细微，所以古人说的渴，其实是一种微微的渴，也就是一种"喝水的时候，身体不抗拒的感觉"。

若是到了极渴的时候，那已经是津液缺得太过了，那时候再喝水就有点晚。

中医还认为，饮必温热，小口慢饮。

有一次我连续运动了 2 个小时，口舌燥热到几乎想要钻进水缸里，于是端起一大杯温水一饮而下。接着我去到外面办事，仍旧觉得很渴，没有带水，一直忍到回家，又端起一杯水一饮而下。

之后，我感到胸口憋着一口气，几个小时里都明显感到心肺的压力，头晕，没有力气说话，想必是水饮堵在了心肺，下不去。后来就马上弄了一些花椒酱含在嘴里，温热了中焦后气开始流动，打了一个嗝，非常大，吐出来十几口痰，这才舒服。

对于刚刚大量运动过的人，"牛饮"不仅容易伤到肺，而且并不那么解渴。

我是一个脾虚也心虚的人，所以比较容易能够感受到水的阴的属性。在夏天，气血在外，中焦很虚的时候，喝凉的、冰镇的水，我的胸膛会第一时间感到凉，对于我来说是不舒服的。相反，如果夏天我在口渴的时候喝热水，我的胸腔第一时间会感到暖流，同时，我会感到这样的暖是舒服的，而且是我需要的。

所以，像我这样虚寒体质的人，在口渴的时候，在津液匮乏的时候，喝热水或者姜枣茶有一定的必要。热水也更容易解渴，而且不需要喝太多就足够了。

说到小口慢饮，杨爸是我见过的典范。2018 年 6 月，我协助他组织江浙地区的讲座活动，当时场地的空调很不给力，话筒也忽然间坏掉，于是后半程的 2 个小时里面杨爸在会场里冒着汗，用最大的声音来做演讲。

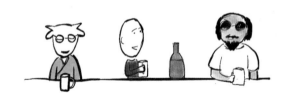

于是为了让他不至于脱水，我每隔 20 分钟，就会过去看看他的保温杯里是否需要加水。但是在 2 个小时里，水只被他喝掉了 150 毫升左右。

会后参会的妈妈们上来围着杨爸提问，我看到他喝水的方式，就是把保温杯里的水倒在杯子盖里面，大约是 100 毫升，然后，他一边回答问题，一边喝，我掰着指头数他喝水的次数，12 次，100 毫升他分了 12 口才喝完，并且每一口之间还有 1 ~ 2 分钟的间隔。

江浙人在方言里，对于不同用途的水叫法是不同的。喝的水叫茶，洗脸的水叫汤，不管有没有茶叶，是热还是凉，只要是喝的水就是茶。其实喝水就应该像喝茶那样喝，小口喝，慢慢品，咽下去。

之后有一次我身体很疲劳，知道津液处于亏损的状态，需要喝水了。当我想到杨爸喝水的画面时，我也尝试着学着他的样子这样喝水，一小杯水，分 10 口喝，每次喝 1 口，在嘴巴里略含 1 口，只是浸润到整个口腔，然后缓缓咽下，停顿一会再喝下 1 口。

喝了 1 小杯之后，我感觉到，身体的疲惫感消失了，口中不燥了，情绪也不烦躁了。我感叹道：原来这就是"小口慢饮"。

我们在局促的时候容易用喝水来掩饰自己的尴尬和紧张。有一次我和一个朋友约了看电影，距离开场还有 2 个小时，我们就找了一个地方等待，叫了一壶茶，因为没有话题，为了避免尴尬，我们两个人就一直在倒茶、喝茶，倒茶、喝茶，上厕所。两壶茶喝完，我们的身体并不舒服，现在想起来很好笑。

如果下次我们再这样，那我会告诉她："既然咱们没什么好聊的，那就各自看书，或者看看马路上的车，不用说话，也不要勉强傻笑。"

我们的身体每天都需要津液来滋养身体的运转。这些津液来自我们所吃的食物、汤、水以及充足的睡眠，这是物质的层面，我们还需要掌握的是如何使用这些食物、汤、水的技巧，如何去睡一个安稳觉的技巧。

此外，更需要的是，我们应该尽可能地保持一种安心的、坦诚的、不造作的、松弛的状态，因为这样，我们才会第一时间知道，身体什么时候需要喝水，什么时候不需要。

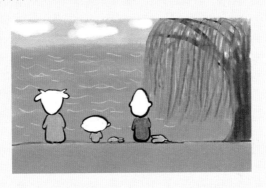

大胆放屁，不要憋着

几年前一个冬天的晚上，我在一辆出租车上听到电台里播放着一个深夜谈心的节目，叫"长安夜话"，专门帮人解决一些心理、情绪问题，给人抚慰和疗愈。那时候有一条热线进来，对着主持人严肃地说：

"我想离婚，我不想过了。"

"嗯。你慢慢说，我在听。"

"我真的受不了这个男人了，他每天进被窝后都要放一连串的屁。"

"……"

"而且每次都是进被窝才放，每次都是！"

"……"

"你说他去洗完澡在卫生间放完再进来也行啊，他偏不，非要进了被窝里给我放。"

"……"

"每天，真的是每一天，每一天！"

"就因为这个吗？"

"对。你说他什么意思，他在厕所不放，非要进被窝给我放！"

"没有别的原因吗？"

"没有！"

"……"

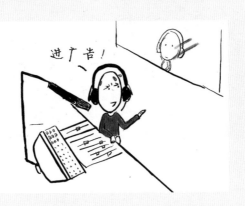

　　没等到播完我就下出租车了。本来那天我很郁闷，但是听了这个对话之后，傻笑了很久。

　　我们每天在什么时候才会肆意地放屁？ 可能会觉得有一些时候屁特别多，比如放年假在家的时候，下班以后拥挤的地铁里，和孩子玩幼稚游戏的时候，当然还有躺下睡觉的时候……这些时刻，都是放松的时刻。

　　其实我们白天或多或少都处在一种紧绷的状态。也许我们要为项目负责，也许我们肩上有财务压力，也许我们一直在意自己在别人眼里的形象，也许我们正在追求一种特定的人设。我们在紧绷的时候可以带来好处，就是把注意力完全投入进去，不被扰乱。在精神紧绷的同时，我们可以感受到身体也会紧绷，中医认为人的气和血，会随着人的注意力而移动。紧绷的时候，气和血更多的就是集中在头脑，上焦的部分，以此来供应我们的用意、用情、用心。

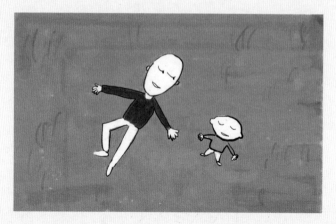

一个准备见客户的销售总监，他一定不会散步或慢跑着去见客户，肯定会坐车或开车，因为可以让中焦、下焦的能量去供应他的心神，去思考如何搞定客户。见客户的时候他也极少会放屁，因为他的中焦不一定有顺畅的气在运行。

这样大好青年的屁都去哪里了呢？ 下了班他可能都不一定能完全放松下来，只有躺下来，确认接下来几个小时里只有睡觉这件事的时候，他才会放下头脑里的工作，让气血回流到中焦，长呼一口气，然后把攒了一整天的屁放进被窝里……

我有个朋友，在人堆里放屁的时候会抬一下屁股，意思是顺利地让屁出去，同时不要发出响声。

还有一个朋友说她的老公放屁的时候会把被子掀开，把屁股露出来，放完了再重新盖上被子。

我们小心翼翼地放着人生中的每一个屁，放屁不再只是一个生理的事情，还是一个有关情绪、压力，有关尊重、人际关系的重要指征。

不少医生和健康养生知识传播者会提醒人们不要憋屁，憋屁太久的人会容易有气滞的问题，导致中焦不畅等问题。但更多的时候，不是因为人要憋屁而气滞，而是因为身体的紧张、气不通，根本没有屁意。人们无法每时每刻都处于放松的状态，完全不理会他人的眼光。

记得有一次我消化不良，臭屁很多，去一个商店买孩子的秋衣裤，那个店员很热心，在两排衣柜下面蹲下来找我需要的尺码，我蹲在她的旁边，我们俩所蹲的地方估计只有 1 平方米的空间。我放了 1 个臭屁之后，她没有表情变化，还持续为我找尺码，我不得不在一旁看着，臭味有 3 分钟挥之不去，那是我的人生中最漫长的 3 分钟……

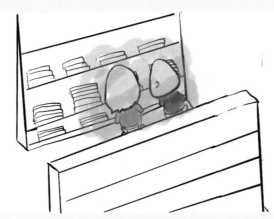

我有一个最会乱放屁的朋友，他做任何决定都不会拖泥带水，他的字典里似乎没有"面子"这样的词，他总是知道自己要什么。有一次我问他："你以前做过哪些事，是你特别后悔的？"他说："没有，做了就不后悔。"所以他也从来没有后悔过自己乱放屁。大多时候，如果是和一群人在一起，他放完一连串屁之后，会和我们一起大笑。

他把自己的童真保护得很好。身心自在的人，身体的气机也趋向通畅，屁也不会补偿性地集中在某些时间段里放。

103

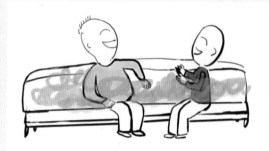

　　我们常常心里过不去的一句话、一些事，说到底就和屁一样，无非就是有点噪音，最多就是臭一会儿。臭过去了，就忘了。

　　所以，我们大家都在学习、练习，允许让自己有屁意。

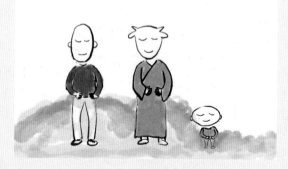

　　我老爸说，要留意听孩子的屁，孩子两天不放屁，可能就要生病，可能就不高兴。中医认为人需要放屁，时不时地放屁，这代表我们身体的气机是正常运转的。

换季增减衣物，量力而行

下笔时，我所处地区的气温是 17℃，由于久坐，穿单衣单裤会感到略冷，腿脚尤甚。还没有入冬，加秋裤前，我都会纠结一阵，担心自己会被人嫌弃太矫情。

但冷是真的冷。

换季的那段时间，人的气血津液是会随着气候的变化而波动的。有人可能一换季就感冒，有人一换季皮肤就脱皮。我们身体里的津液就像是潮水，身体里的气像是季风，到了春天就澎湃，到了秋天就收敛下降。老百姓平时常说的"春捂秋冻"的意思就是，季节更迭的时候，气候不稳定，要慢慢地穿，慢慢地脱，以此来适应季节变化带来的人体气血的波动。

不过最近几年也有人说，因为现代寒凉食物很多，非当季的食物很多，夏天吹空调的人很多，人运动不足，所以春天要捂，秋天也要捂。也就是说，一降温就把衣服、裤子赶快加上。因为类似言论和大众所认知的不同，即便笔者是真的善意提醒，也免不了被众人讥讽嘲笑。

我倒是觉得，这件事的重点并不在于：要马上穿秋裤，还是再等一等？

今年夏天，老友 H 来我的城市看望我，两三年不见，她虽

105

略有发福，但整体体质看上去不错，肌肉结实，气血充盈，消化能力尚可。与她聊天，我发现她性格比往年更加坚毅且有主见，不随波逐流，这是中下焦有力量的表现。但是我看到她小腿有些虚浮，当时她穿的是短裤，坐在空调对面。我问她是不是小腿凉，她回答得很模糊，说："还好吧，没有注意过这个事情。"后来她用手一摸，果然凉。

也就是说，她的腿受了寒，但她并不知情，也不知道受寒了多久。

好多年前，有个人测试我们一群人的健康状况，她让我们用手抚摸自己身体的各处，她说手摸到的地方，如果比手凉，那基本上就是有问题的地方。那时候是夏天，我那年摸到自己的上腹、小腹、大腿、小腿、脚、胳膊、背部，都是凉的。其他的伙伴也纷纷表示，原来自己身体有这么多寒凉的地方，至于什么时候开始寒的，寒了多久，一无所知。

不只是大人，小朋友对身体的感知常常也并不敏感。有些孩子，你去问他冷不冷，他回你不冷，但你摸他的脖子和手脚都是凉的。你问他，困不困，他回你不困，但你看他明显已经开始燥了，他完全不知道自己为何闹人、为何黏人。你问他，肚子吃饱了没有，他回你没吃饱，但你看他明显已经肚子很圆，而且坐卧不安，臭屁连连。

我们就是这样，常常对自己的身体说谎。为何如此？原因在于我们的注意力，也就是神，不在身体上，而在别处：在工作业绩上，在维护关系上，在赢得肯定上……

我们有很多时候受寒（包括受热，淤堵）完全是后知后觉的，甚至是不知不觉的。有些受寒，是可以通过感冒的方式来引起身体的重视，并以此机会排寒的。但是有些受寒，在不知不觉中发生，身体没有更剧烈的反应，这个寒就会一直储存在那里。

所以我们面对的更重要的问题是：我们是不是真的知道自己冷还是不冷？

意识到自己是冷的

有一次，我受寒感冒，没有鼻涕，过了很久后看舌苔才知道，一摸全身，没有汗，小腿发凉，脖子酸痛，经过回想，才想起这个情况已经发生有两天了。我想清楚了以后做的第一件事是穿上袜子和厚裤子，然后我又喝了一碗生姜红糖水，躺在床上，出了一点汗之后，没过多久，就好了。

还有个朋友向我描述一次她骑自行车下山的经历，开始下雨时，她们一行人没有雨具，冒雨前行。运动的时候是需要尽可能地利用自己身体的，所以很多注意力会在身体的感受上。她回忆，当时雨水打到自己皮肤上的那种冰凉非常清晰，一路下山，她都在感受这种冰凉，同时她努力想象气血到达体表温暖身体，下山后，她发现自己竟然没生病。

当我们清晰地知道自己身体当下感受的时候，当我们的心神回到身体上的时候，气血回到需要帮忙的地方工作的时候，一切都开始变得简单了。你就会知道自己能不能抗，是否需要添加衣物，需要休息还是需要补水，需要吃药还是不需要吃药，是寒为主，还是热为主，是淤堵了，还是虚了，你自己就会有明确的判断。孩子也是一样。

有一种冷会让食欲增长

在冬天里，有时我会连续很多日都在工作的间隙吃东西，吃的主要是高热量的甜食。有一天回暖，艳阳高照，我没有再去买零食。并且这期间有好几次回暖，我都没有去买零食吃。

仔细回忆了一下，比较能吃的那些日子里，都是一直坐着的，腿脚很冷，身体的感觉是不够温暖的。在没有运动的情况下，气血分布不均，为了增加能量，身体选择吃东西来补充气血津液。也就是说，这种吃得多的情况，是因为冷。

还有一种冷会让人睡不好

我颈椎不好，有时候早上醒来的时候，胳膊和颈椎会不舒服，就像睡觉的时候和人打了一架。现在回想，每次不舒服的时候，都是晚上睡觉忘记关紧窗户，或者把胳膊伸在了被子外面。平时有鼻炎和过敏问题的人，早上会鼻塞咳嗽，有时也是因为晚间睡觉的时候受凉，没有盖好被子，或者被子太薄。因为冷会让身体的气血运行的能力下降，出现某种积滞。

人的阳气不足，身体不暖，就不爱笑。当气温下降，身体又没有足够衣物保暖时，我们吃的食物在体内不能很好地被消化代谢，就会产生新的积滞，这种积滞会反过来阻碍气血的流通。总体来说，如果人本来就阳气不足，加上外部天气寒冷，人的身体就会处在紧张的状态里，不想说话，不愿意给人笑脸，什么事情都觉得烦，不想参与。我们听朋友发语音消息的时候，其实就可以听出他们的声音是嘴角上扬的，还是严肃冷峻的，就可以知道他们当下的阳气足不足。

所以，保暖是保证阳气的基本条件。

保暖其实我们每个人都会，但是保暖不单是秋裤的事情，更多的问题是，太多朋友没有意识到自己是冷的，也就是我们对身体没有感知。

有一次和朋友一起出门，她说感觉到肚子不舒服，我看了她的舌苔，全白，有表寒，然后见她没有穿袜子，而且露着脚踝，于是我叮嘱她回家后穿上长的厚袜子，再艾灸肚脐。她回家试了试，过了一会儿就感觉到腿脚和肚子都舒服了。但是此前，她并不知道自己受寒了。

那么对于这样的情况，我们可以有意识地做一些感知身体的动作。

我们可以先做一个检测。首先，我们把自己的手搓热，然后下意识地去摸一摸自己身体的每一个部位。从胳膊开始，然后是肩膀、肩胛骨、上背部、下背部、胃部、肚子、下腹部、大腿、小腿、脚，感觉哪里最热，哪里最凉？凉的程度从1～10有多少？是偶尔凉还是长期都凉？凉的地方是不是已经干燥得起皮了？是睡觉凉还是白天的时候凉？也可以帮小朋友去做。

每天早上摸一摸，中午摸一摸，睡前摸一摸。摸的次数多了，就对身体的感知会提升，不用摸大概也知道了身体哪里热、哪里凉。

凉的地方自然是能量不足的地方，气血到达不了的地方。比如下半身，这是下焦能量所在的地方，下焦的能量不足，就无法供应到中焦，就会有消化问题，同时会产生情绪问题，对于邪气的抵抗力就会弱，比如常年下半身凉的人得了感冒不容

109

易自愈。又比如腹部、后背凉的人容易有反复积食的问题，因为这里是人体的中焦枢纽，是吸收营养、传送能量的地方，这个地方凉，能量就传送不到下面，下面即便有能量也上不来，这个地方就会一直堵着，出现积食的问题。

知道了自己的身体局部凉的程度之后，我们就要有意识地去为那些凉的地方做保暖。

很多感冒和寒病复发都是在睡眠时发生的，照顾好睡眠时候的体感温度就不容易感冒。尤其是四肢容易比较凉的大人、孩子，我们可以睡觉的时候穿保暖一点的内衣，穿上袜子。被子要经常晒一晒，让它蓬松、柔软、保暖。盖被子的时候一定要把脚包好。小朋友的被子里不要留很大的空隙，要给他把脚裹住，侧睡的时候，可以给他后面放一个靠枕让被子靠近背部。

我们可以利用暖宝宝来给凉的部位保暖。暖宝宝的原料层主要成分是铁、活性炭等合成的聚合物，无毒副作用，主要采用铁的氧化放热反应，不需水电，打开包装后几分钟，温度就可以达到40℃以上。我们可以把暖宝宝贴在内衣的外面，以防止烫伤。

凉的身体部位如果在中焦，可以在睡觉的时候贴肚子。如果下焦身体部位都是凉的，那么可以贴小腹和后腰，太热的时候可以取下，白天、晚上都可以贴。如果当下有受风寒感冒的症状出现，可贴大椎、肺俞，如果不确定这2个穴位的位置，也可以摸着哪里比较凉就重点贴哪里。

脾胃长期有问题的人，需要看舌苔确定贴暖宝宝的位置。如果舌头根部比较厚，可以常贴命门、肾俞。如果舌头中部厚，可以贴脾俞、胃俞。舌苔都厚的话，这些穴位可以都贴或以命门、肾俞为主。

冬天如果室内温度比较低，建议把窗户关好，如果觉得需要开窗户让空气流通，那就暂时早上开一会儿，或者就选择打开厨房或厕所的窗户。久坐的时候建议准备一个毛毯盖在腿脚上面，在办公室或者家里久坐都准备一双包脚后跟的棉拖鞋。如果肩颈有问题，可以再披上一个披肩，如果有艾绒披肩则更好。

阴冷潮湿的房间，可以常做艾灸，并且利用艾烟把房间也熏一熏。

早上起床特别怕冷的人，一定要吃早饭，如果没有流食的粥汤，就喝一杯生姜红糖水让整个身体都暖起来。冬天里虽然要进食相对高热量的食物才能够使身体保暖，但是也要观察自己的消化能力是否可以承受，如果大便不通，甚至上火，那就需要及时调整食物，否则消化不良导致的积滞也可能会让我们的身体受凉。

建议冬天选择领口小一点、稍微高一点的衣服，以免脖子招风受寒，小朋友的衣服袖子要盖住手腕，裤子也尽量选择裤脚收口的，因为脚腕、脖子暖和，身体的温度可以提升很多。

大人、孩子的衣服要尽可能地在轻盈的基础上保暖。有些材质很保暖，同时又比较轻盈，这样不会妨碍运动。有时候穿得过于厚重，反而会对皮肤、肌肉有压迫，导致血液不畅通，降低保暖效果。

另外，家人之间还可适当增加一些身体的接触。在过去的很多个拥抱里，我们都可以清晰地感受到一种温暖，这种温暖是身心双向的。不管孩子多大，每天都抱抱他，他会睡得很好，在学校会安心。老人和爱人也是。此外，适当的运动可以增强人对身体的感知，也可以让身体和消化系统都暖起来。3岁以上的孩子走路、跑跳已经熟练了，可以通过游戏的方式完成一些运动。

总之，如何保暖是每个人都会的事情，方法有很多，但更重要的是，我们要知道自己冷，要对自己的身体有感知，要常常把注意力放在身体上。

至于什么时候穿秋裤，我想应该是取决于你对自己身体有多少了解。

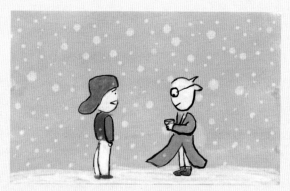

如果你可以在第一时间获知自己身体发生什么事情，那么秋冻对你来说，是可行的。但是如果你是像我一样经常会被别人的审判带走注意力的人，是为了价值感和存在感不顾健康的人，那我建议你和我一样，对于秋冻量力而行，别嫌自己丑，早一点穿上秋裤，多吃一点暖食，以防寒气入里。

小朋友们能不能冻，也一样取决于他自己对身体的感知能力，其实也就是正气怎么样。有以下表现的小朋友，建议秋冻量力而行，及时添衣：

1. 总是不知道自己是不是吃饱了，不知道自己是不是困了的小朋友。

2. 不能很好地表达自己的感受，需要用哭闹的方式来引起大人注意的小朋友。

3.有鼻炎、过敏性咳嗽、湿疹、荨麻疹病史，尚未调理好的小朋友。

4.喜欢黏人，睡觉不安稳的小朋友。

5.大小便频，容易尿床，甚至容易不自主漏尿、漏大便的小朋友。

6.晚上不容易入睡，自然醒得很晚的小朋友。

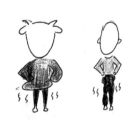

动起来阳气就升起来了

我的妈友 F，有一年她老公忽然开始决定要每天跑步。每天5 公里，有时候是 10 公里，工作不忙的时候会跑 20 公里。从小区门口开始，跑过一座跨江大桥，跑过一个开放的公园，再跑几个路口，然后折返回来。

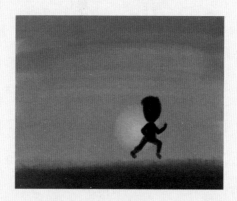

F 问老公，开始跑之后什么感觉？

他回：爽！

为什么要跑？F 老公给她的解释是因为自己精神状态不好。之后发现跑步带来不少变化，包括：体重从 180 斤到 150 斤，大肚子没有了，慢性腹泻没有了，睡眠变得更好。更重要的是，跑步之后人好像总有力气没处使，在家不停地干家务，洗碗、洗衣服、拖地、带娃。更重要的是，当 F 莫名其妙闹情绪的时候，他不再是沉默寡言，而是去安抚她、逗她。

我的妹妹从出生起就住进了当地的儿童医院，后来大概每个月有 1 周的时间都在输液，不是咳嗽就是发热，医生诊断是先天性支原体感染。这个状况一直持续了好几年，在她上幼儿园之前，每个月都会突发高热，咳嗽，要去医院治疗，一个月生病半个月是常有的事情。

每次去输液之前，她都是玩着玩着忽然被大人拽走的，没有任何准备，也不知道自己要去到哪里。

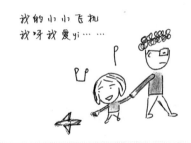

每次输液回来，就像是去了一趟超市，她继续拿起自制的"武器"追着我打闹，除了吃饭的时候不吃饭，其他看上去没什么不好。生命力很强的她，虽然一直生病，但也一直努力在为自己发热排寒、咳嗽排痰。

妹妹的状况一直持续到了七八岁。当时也不了解任何中医知识，至于是怎么好的，父亲总结了两点，一是少吃鸡蛋（家里当年因为条件不好没有经常吃荤、吃零食的习惯，鸡蛋就作为唯一的营养品），二是带出去跑步。

医院说没办法好的支原体感染，被她跑好了。

现在她 21 岁了，在读大学。一米七的身高，比我高出半头，很结实。

虚寒其实就是身体消化能力、代谢能力、运转能力相对不足，气血循环能力也相对不足。因为这样的不足，我们吃的东西不能被很好地吸收代谢，孩子的生长情况不乐观，遇到风寒暑湿邪气的时候，容易在身体里积累垃圾，比如痰湿。F的老公和我妹妹都是这个原因。

虚寒宝宝的气血热能

跑起来的气血和热能

运动可以有效地提升气血循环的速度，能够帮助代谢掉身体里的垃圾，如痰湿、积滞等，而且运动可以让身体保持温热。对于身体本身来说，运动是一次阳气的主动推动，阳气上升了，身体就好了。

我老爸在我生孩子的第一年告诉我，爱动的孩子，不太会有积食。

运动增加的是阳气，当一个人开始规律运动，阳气提升，身体各个器官的功能都在运动，气血也在运动，脆弱的脏腑会变得健壮。而痰湿、积滞等身体不需要的东西会随着运动代谢出去，身体就可以配合生活，调整到更舒适的节律中。比如偶尔大吃大喝一些东西，不会马上就堵住。去一趟远途旅行，不会感觉到精气神完全被透支。

有一次我和朋友到舞蹈班跳拉丁舞，我之前一度对于那种奔放的扭动非常不屑。但是这个世界总会有让你嗤之以鼻的事情给你很大的刺激。

当我开始尝试拉丁舞热情奔放舞姿的时候，那种身体奔涌的感受就异常强烈和鲜明，气从身体的中心顺着手臂和臀部挥舞出去，就好像带着曾经没有过的勇气，脚步的每一次变换，都感到非常稳健，舞蹈结束，我静静地站在原地，什么也没有做，大概一分钟的时间，看着镜子里面的自己，感受到了一种极少有过的清醒、镇定和力量，而大脑里不再有纷乱的思绪漂移，稳稳地站在那里。

从细微的角度来说，我们在运动的时候可以直接感受到身体非常细微的气、血的变化，跑热了的脚，出汗时候的放松，大口呼吸完全敞开的胸腔，松弛灵活的四肢，动静自如。运动给我们的身心带来的是一种稳定性的训练。

有很多朋友一开始学中医的时候会问这些问题：怎么调理孩子，找哪个医生，吃什么，怎么做？过了两年后他们就不再问这样的问题了，因为他们明白，也实践了最好最简单的方法，不用辨证，甚至不需要思考，那就是让身体动起来。

也有很多朋友问：性情懦弱、胆小、犹豫、纠结、脆弱、恐惧，应该怎么修心？其实最简单的办法，就是让身体动起来。

当运动增加了一个人阳气的时候，同时也意味着，阳气增加了这个人的果敢，增加了辞旧迎新的能力，增加了一个人从某种记忆的漩涡中脱离的能力。

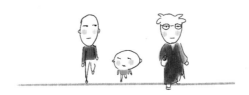

运动的种类很多，选择自己喜欢、想要去做的就很好。**身体比较虚的，阴阳都不足的，气不足的人，可以从较为柔和的运动开始。**

举个例子，丽是我的朋友，她的前胸、后背、脸上有痤疮，还有乳腺问题，常有心事，这是滞。她选的运动是徒步。她想去暴走，去翻越几座山。其实就是她的身体知道需要去打开一些东西，放逐一些东向，跨越一些东西。翻山越岭的时候，一方面并不是剧烈的运动，另一方面，能感受到身体和自然的联系，和大地、山林的联系，她可以通过翻山越岭这件事看见自己的力量。其实每个人的身体都知道自己需要什么样的运动。

体力不好但又想要跑步的，可以找到一个合适自己的速度，比如 8 ~ 10 分钟跑 1 公里，或者就直接选择走路，坚持走路可以更好地调和阴阳，尤其是在有植被的地方，有土木的自然里。如果是一个人走，可以深深地呼吸，不看手机，去感受自己的呼吸，每走 4 步，呼气，下面 4 步，吸气，这样走会补气。

较为柔和的运动，比如传统的太极、瑜伽、八段锦、六段锦等，都能补到阴和阳。而相对比较有力量的运动，比如跑步、拳击、篮球、足球等，更多的是可以增加阳的力量。

运动的时间不一定要长，但是一定要每天坚持，效果就可以积累到身心。

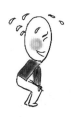

很多看上去走不过去的事情，其实也没有那么难，不管是身体还是生活，运动是可以给我们更多可能性的一个方法。正如电影《阿甘正传》里面的妈妈告诉阿甘的那样：You are no different than anybody else is. 意思是，你和别人没有任何的不同。

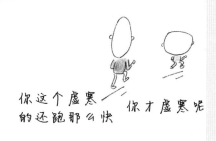

你这个虚寒的还跑那么快　你才虚寒呢

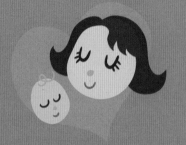

第三章
常见病的疾病模式

中医治疗的本质

　　跟随杨爸学习中医的日子里，我会接触很多妈妈，下面这样的描述，几乎每天都会听到看到，甚至感受到的。

　　"孩子一岁半之前，体质总体还是可以，很健康，脸蛋红扑扑的，挺多肉肉的，一岁半发热，得了支气管炎，有点喘，输液了 3 天，这以后就经常生病。"

　　"7 岁 3 个月了，身高 123cm，体重 40 斤，个子、体重都低于同龄的孩子。注意力差影响学习。经常感冒，来回奔波于诊所。"

　　"说话总是细声细语的，面黄肌瘦，瘦得皮包骨头那种，皮肤松散，舌苔经常白厚，有眼袋，眼睛微红，鼻梁和眼皮上都有青筋。"

　　"大便经常前干后稀，黏糊糊，要拉挺长时间，而且很容易便秘。"

　　"从 3 个月大开始咳嗽，几乎月月输液，后来去儿童医院，说是变异性哮喘，一直吸入激素 1 年 7 个月了，现在又得了滑膜炎。"

　　"8 个月细菌感染腹泻后曾服用重剂量抗生素近 2 个月。自那以后就开始便秘，不爱吃饭，饭量小不消化，近几个月身高、体重均无增长。"

"晚上睡觉不安稳，总爱滚来滚去。前阵子感冒之后，大便情况还是不好。有时两三天才能拉出一个圆球状大便，大多数情况没办法只好给他用开塞露。"

我记得徐文兵老师在音频课程中提到过："今天3个就诊的孩子，摸上去都很冰凉，一个是过敏，几乎对所有的食物过敏；另一个是皮肤、阴囊瘙痒溃烂；还有一个头发稀疏，3岁的孩子皮肤开始老化……"

一个孩子出生时候白白胖胖，在成长过程中经历了几次感冒后，开始不吃饭、便秘，成了慢性问题，甚至顽固性问题，并且一次比一次的问题更多、更严重。

这些都是体质问题。

中医首先会倾向于认为这些原因是在于治疗方向的问题。

比如说上面的案例：大多数情况，可能是一次感冒的过度治疗。

过度治疗后伤了脾，之后又没有好好养护，很快地就开始吃高蛋白、高营养的食物，孩子马上就会积食，积食了之后吃进去的营养不能吸收。表现是吃了不拉，或者拉得很少。这个过程反复时间长了以后，孩子就会显得面黄肌瘦，出现睡眠不好、情绪不好、久咳、湿疹、鼻炎，甚至是哮喘等问题。

知道了原因，我们才可以探索解决的方向。也就是说，要知道每一次生病的时候，孩子的正气足不足、能量怎么样、精神怎么样，怎么样的治疗是合适的，不是过度的。如果能学点中医，那就可以去了解一下这个病的病机，是在表还是在里，是寒还是热，是虚还是实，用哪个方向的处理方法合适。

这是我们会看到的第一个层面的问题。

我所在的城市有一个西医，自己开了一个诊所，去看病的人每天络绎不绝，很多小孩的病，他开的药都很少，或者不开药，或者开出的药是尽可能不伤害体质的药物。他大部分时间都在做患者教育，看病的患者围成一圈听他讲课，这个病是如何如何的，你的生活要如何如何，怎么吃，怎么喝，怎么睡……

西药对待疾病和患者，有时治愈，常常帮助，总是安慰。这其实也是对身体的尊重。

我们不禁思考一个问题：到底什么才是真正的治疗？是把人治疗得舒服，还是指标上的治愈？是把人身体所谓的问题暴露出来，提高生活质量，还是让人从疾病的束缚中解脱出来？

而关于治愈又会涉及一个话题：如果要治愈，什么才是真正的治愈，是否发热温度降低就是治愈？是否不咳嗽了就是治愈？是否不流鼻涕了就是治愈？

医生所扮演的角色，是否就是治病的人？还是应该是一个布道生命规律的人？还是一个可以安慰到你的朋友？

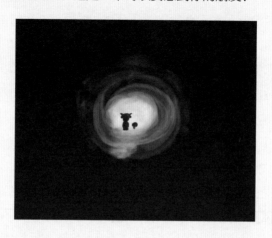

这些问题并没有确切的答案。

但是我们的健康，我们的人生，由我们自己来做主。也就是我们可以去学习疾病和健康的知识，我们搞懂自己的身体，从而为自己的健康负责，在需要时做出正确的决定。

我想分享的建议是：**要先知道什么是对症状的治疗，什么是对病因的治疗**。

不管是发热，还是流鼻涕、便秘、鼻炎、咳嗽、腹泻，这些都是症状。发热的时候吃退热药，腹泻的时候吃止泻药，便秘的时候吃泻药，这些是针对症状的治疗。

针对症状的治疗，大多数情况下，不能涉及病机本身，也就是病的内在原因。就好像是一个忘记关掉的水龙头，水满溢出来以后，让整个地面变得很湿，我们去扫水，拖地，虽然这样有一点作用，但这属于没有找到根本原因，解决不了根本问题。

针对症状治疗的时候，我们大多数时间并不知道，或者不想知道，比如水龙头漏水，有没有一个叫作开关的东西，是可以用来调节的。

至于每个病背后的病机，每个病背后的那个"水龙头开关"在哪里，如何调节，我们都需要了解。中医打开了一扇门，让我们有机会可以看到背后的原因。

针对病因的治疗，也可以认为是对整个身体的治疗，甚至是对整个身心的治疗。

听一个中医讲案例，一个女孩，来看青春痘的问题，用了很多涂抹脸上的药物没有效果，后来她觉得可能是自己上火的问题，于是就去吃一些清火的寒凉药物，吃得后来经常胃疼。除此之外，她还有多年的痛经问题。

中医把脉、望诊，发现她上焦火下焦寒，解决的思路就是调理上下，引火下行，使下焦得到温煦，痘痘自然就没有了，这个女孩子多年的痛经也一并好了。

这就是针对病因的治疗。

还有一个李辛老师在《儿童健康讲记》一书中提到的案例，一个孩子去上海迪士尼乐园，去了东方明珠广播电视塔，吃了一顿大餐，回去之后就发热了。如果初学中医的朋友会觉得这个是积食了，就会去消积食，当然也会有帮助。但是更多的原因是，这个孩子在这么多活动之后，他的神开得太过了。

由于心神控制着气血津液的运动，心神不能回到身体里面，气血、津液都乱套了，孩子就会消化不良，就会产生积滞。李辛老师的方法就是给这个孩子安神。

心神一回归，气血随之归位，没消化的就会自主消化，没通的自行就能通，身体恢复自行工作。

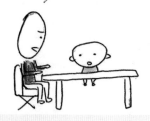

这也是针对病因的治疗。

所以，如果我们确实想要增强自己和孩子的体质，提高身体对环境的适应能力，第一步要做到的就是为自己的身体去学习，去选择。

医生为我们打开了门，我们如何走进去，如何出来，都是用自己的脚。

第二章

对常见病的干预原则

大约 10 年前，我因为尿急、尿痛、尿不尽去医院看病。大夫没让我打针，我心里很侥幸，问："这个毛病不严重吧？"那个大夫的眼镜从鼻梁上滑下来，她看我的时候其实是没有透过眼镜的，我就感觉自己看到四只眼睛，而且这四只眼睛都带着冷峻的光芒。她说："还不严重？你先吃 3 个月药看看能不能好吧！"紧接着唠叨了一大堆的生活常识。

——你是不是晚睡？年轻人不要老看言情剧不睡觉！

——你是不是就爱吃那些上火的？少吃点麻辣烫吧！

虽然是被批评了，但是却感觉到有一种温暖的感觉。其实治疗里更大的一部分，就是好好地照顾自己的日常生活。

与之相反的例子，是我学中医的第一年里，给娃吃了好多保和丸。那时候发现孩子手心有点热，大便有点硬，我就觉得是积食了要处理。那个时候的期待就是希望孩子每天都是 100 分健康的，不能有一点点的不舒服。那时候杨爸说身体是会自己调整的，我虽然听进去了，但是心里并不相信，觉得必须要用药心里才踏实。后来知道了用多了保和丸，比较耗气，身体没有机会主动做免疫练习了，然后就是消化能力越吃越差。

再后来，我又开始走向另外一个极端，就是坚持不用药。

孩子还是一直没好，直到遇到另一位暖人的中医，我和娃的互动才开始步入相对正常的节律：**该用药的时候就用药，可以观察的时候就观察**。但是要知道这个度在哪里，确实是需要付出一段时间努力的。

我想说的是，如果我们想通过看朋友圈学会中医辨证，那基本上不太可能。有朋友说找不到一个准则去处理孩子的问题，今天我来带大家捋一捋处理孩子常见的健康问题的逻辑，也是只能给一个大的方向，作为参考，具体怎么操作大家要自己去体会琢磨，这是必需的。

♥ 看症状的趋势和时长

如果症状来势急，高热、猛烈咳嗽、剧烈呕吐、全身发疹、奇痒无比，而且是越来越严重的，比如体温越来越高，在 1 天之内病程进展得很快，咳嗽越来越厉害了，呕吐到喝水也吐，1 天之内腹泻、泻水很多次。这些急症肯定是必须要处理的，一方面要控制病情的发展，另一方面孩子身体不舒服、情绪也不好时，家长需要给予更多的关注。

急症就像是一个转起来的陀螺。规律就是转得越来越快，达到顶峰后再减速，之后停下来，整个过程一般不会很长。

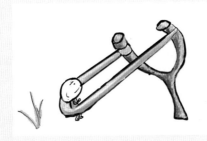

还有一种是排病反应，一般是调理体质之后出现的症状，如果是找医生调理体质的，那就听医生的建议。如果是自己通过运动、食疗等方式自己调理出现的排病反应，发病比较急的，也是需要处理的。有认识中医医生的找医生辨证，自己会辨证的可以确认治疗方向。但是通常急症发病，正气也相对比较足，来得快，去得也会快，所以也不用过于担心。

发展得慢的，或者隐藏的、但会持续很久的症状，比如说长期的便秘、定期发作的荨麻疹、按季节发作的鼻炎、每天咳嗽几声、睡觉一直打呼噜、一直趴着睡觉、跪着睡觉、一直睡不好、一直多梦、一直眼下有青紫、一直牙黄、一直蛀牙、一直牙疼、一直腿痛、一直胖或者一直瘦、皮肤一直暗黄、5 岁后还一直尿床等。对于孩子来说，这些看起来没多大的问题，都是需要引起重视的。

一直重复、持续的病症，就像是一个快没电的老式磁带播放机，进展很慢，拖着前进。唱得越来越慢，声音越来越粗，有时候会重复唱一句，有时候卡住……这样比喻有点搞笑，但其实这是个很严肃的问题。总的来说，这些都是人的能量不足的表现，因为人不像播放机能换电池，我们要做的是减少不必要的耗电和及时充电。

这里说的重视，不是非要找个名中医调理吃药，或者找各种补品吃。当然有医生帮助更好，但更重要的是，要知道这些问题都是某些生活情况出错、积累而成的。无论有没有合适的中医医生，我们必须要做的是反省生活的节律，然后回到正常的轨道上去。

给孩子吃的东西他能消化吗？

零食为主还是谷物为主？

蔬菜为主还是肉蛋奶为主？

吃寒凉食物多还是吃暖食多呢？

是妈妈自己煮的吗？

孩子每天都看动画片吗？

每天有安静下来的时间吗？

有多少兴趣班要去？

每天几点睡觉呢？

每天运动做了多久呢？做得有没有质量呢？

多久去一次大自然里？

仔细地观察过树木、花草、鸟儿、昆虫、鱼儿吗？

孩子敢不敢表达真实的想法呢？

孩子总担心妈妈要离开而黏着妈妈吗？

和孩子一起散步吗？一起交心聊天吗？

做这些的时候，心在手机上，还是在孩子身上呢？

……

要努力去做，不要只在脑子里想一想。努力做了这些以后，一定是会有改善的，一定会的。所谓中医治病，其实就是"调常"，把人拉回到正常的、平常的状态中去。然后再看能调整到几分，小孩子可以要求高一点，努力到 85 分、90 分，但是如果一直在努力也才 75 分，也不用硬要 99 分，对于一些先天的体质不好的孩子来说，那个 75 分已经是他的 100 分了。

看影响吃喝拉撒睡的程度

1.100 分的胃口是知道饿，有饿的感觉；吃得差不多了自己就不吃了。不知饥饱都不对。

2. 100 分的喝水能力，是每天会有渴的感觉，而且喝了以后会解渴。如果没有渴的感觉，或者怎么喝都不解渴就不对，喜欢喝冰的，或者必须要喝很烫的，也是不太对。

3. 100 分的大便首先应该是规律的，每天 1 次，土黄色，略微发棕，成形，像香蕉一样紧致但不硬。如果黑、青、发白，都不对。小孩大便不会太臭，是距离近才能闻到的臭味。如果臭气熏天是不对的。如果有腥味、酸味也不对。

4. 100 分的尿是淡黄色的，差不多是刚刚泡上茶叶时水的颜色。几乎不会有什么气味。

5. 100 分的睡眠是一觉到天亮，睡着以后也知道冷了会拉被子，知道热了要踢被子，没有梦或很少梦，不磨牙，不打呼噜，不翻来翻去，气温适合不会一直出汗，入睡快，醒来以后觉得开心。如果是一直不能睡着，或者一直昏睡都不对。

家长们要先观察的是平时孩子能达到多少分，常态的 80 分、90 分都不错，75 分也行，然后看生病的时候掉了多少分，根据掉分的情况，知道病的严重程度，就知道要不要处理了。

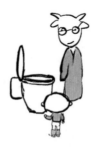

不同的感冒有不同的治疗方法

我所在的城市有一位 90 多岁的儿科老中医，因为诊所就他和外面一两个抓药的人，喝水、排号的事情，大家也都是自己自助。一来二去的，经常来的人都觉得待在这里没有大医院的尴尬，自然而然地大家就直接叫他爷爷，不叫大夫了。

最初对他的印象是他说话极少，患者问他病因等等，他只是简略地回答两三个字，大部分时间都只是专注地写方子，由于年纪大了，写字写得很慢，但这并不耽误他诊病的效率。我们看着他写完一张方子，能感受到一种静气。

我第一次见他的时候问他："这个感冒是不是比较严重？"他不说话，继续写方子，写好之后，又拿着笔，仔细检查核对每一味药，最后落款。之后他笑眯眯看着我说："吃 5 天啊。"

可以感受到的是，他的心可以凝聚在患者的身体上，凝聚在方剂里。他和患者没有什么交际，并且他的眼睛里也从来没有自居过自己曾经的成就，也不停留在自己的成就里。

在爷爷的诊所排队，都是坐在他的诊室里排的，所有人说什么干什么大家都能听见看见。有的孩子和家长偶尔会嬉戏，如果彼此认识的，会时不时地说几句家常的话。他们看上去并不像来看病，更像是来见一个亲人，好像来了这，就知道孩子一定会好。

爷爷不会主动去宣传中医疗效，有人问他："能不能治好？"他就说："先吃几天看看。"哪个患者着急退热去输液，他也不会批评。除了熬药的方法，他的医嘱交代得很少。食物、运动、睡觉，他都不说。他的诊所也会卖一些急用的退热药和消炎药。不了解中医理念的人，着急的时候会先买这些，不管是不是能治本，但至少买了能安心。如果找他看病的时间久了，也都自然选择只喝汤药了。

还有些患者，一会儿去看西医，一会儿看中医，换来换去犹豫不决，爷爷见了还是不说话，如果患者吃其他的药吃坏了，或者饮食不注意病反复了，他也不说话。来了就看，当下什么情况就治什么情况。所以鲜有人说爷爷不好，因为在爷爷这里，大家感觉自己都是孩子，无论做什么，都没什么大不了的。

我觉得爷爷的好，是用无为的方式让患者放松，放松了，药就容易起效。

通常中医看病，是以整体观的思维把病的来龙去脉讲清楚。比如感冒，如果是中焦感冒就要处理中焦，如果是下焦感冒就要处理下焦，根本问题处理了，表证才能好。一些热血的中医追随者常常会高唱以下论调：头痛不医头，脚痛不医脚，发热不退热，咳嗽不该盲目止咳，腹泻不该盲目止泻……并以此来划分中医学与西医学的领域和界限。但这点上，爷爷的选择却不同，他什么都不说。

患者问："能不能让鼻涕先好？"

爷爷答："好，让他鼻涕先好。"

患者问："能不能快点退热？"

爷爷答："好，先退热。"

但如果患者说："我想调理体质。"

爷爷才会坦言："调理时，会发热，会流鼻涕。"

起初，我并不了解他为何如此，为何周一到周日都在看诊全年无休？为什么要在岗位上坚持如此多年？为什么他坚持一个方子里就十几味药？为什么他的诊费和药费加在一起就只有几十块？

作为一个近百岁的中医医生，他想要什么？我并不知道。

杨爸有一次跟我们讲《黄帝内经》里的一句话，叫"病不许治者，病必不治，治之无功矣。"意思是说，如果患者其实内心不同意治疗，没有坚定地要让自己病好，或者他抗拒某个医生给他治病，那么一定不能治疗，勉强给他治疗也没有效果。

想起一个朋友有鼻炎，好多年了。最近半年里固定在看一个中医医生 A，这位中医医生口碑很好，她每次复诊都要跟医生去确认能不能治好。后来她又拿着自己的症状去问另一位口碑很好的中医医生 B，B 给了她一个建议，再后来她参加一个中医讲座，又问了 C 老师，C 老师给了她一个建议。再后来她又让我为她联系一位她觉得可能更好的中医医生。

我问她，那 B 老师的建议你做了吗？她说没有。C 老师的建议呢？她说也没有。我就开始明白她为什么一直不好，其实就是她的内心还没有准备好被治愈，她已经习惯自己是一直流鼻涕的。

身体想好，心里不想好，身心不在同一个答案上，治疗身体也确实不会有用。

对于爷爷，他并不要求自己非要治好每个人。治好流鼻涕和治好咳嗽，是治标还是治本，对于患者来说，都有所安慰。这是他可以做到的部分。有的人一开始就能治好病，有的人需要挣扎很多年，有时候患者在曲折中才体会到疾病到底是怎么回事，然后就会在病痛中自发地生出一种对身体和疾病的感知。每个人都会有这个能力，有的人慢一些，有的人快一些。这也是爷爷了解的部分。所以他会认可西医的地位和作用，也尊重患者身心的意愿，同时也支持每个生命应该有的成长历程。这是我看到的医者的使命。

治疗本身也有不同，治不同感冒也分不同的方法。我们会想，为什么上次吃某某感冒药，感冒就好了，第二次感冒再吃就不管用了？这就涉及一个感冒的类型。按照寒热划分是一种方法。按照三焦来划分是另一种方式。

上焦感冒，只是上焦有症状，流鼻涕、咳嗽、打喷嚏，这些症状都在上焦（横膈以上），那就是身体受了邪气，这是外来的问题，注意休息和饮食，很容易好，自愈的机会很大。

和其他感冒一样的症状主要是流鼻涕，打喷嚏。不同的是上焦感冒不会影响食欲，也不会四肢无力，舌苔是薄白的一层覆盖在舌体上面，鼻涕是清的，大便是成形的，不是太臭，入睡也容易，大脑也是清楚的。这个基本就是简单的受寒后只有上焦症状的感冒，很好处理。

中医的思路是汗法，也就是把寒邪通过毛孔给排出去。具体发汗的方法有很多种，比如说，喝点姜茶、葱白汤，喝完了以后盖着被子出一身汗。或者捏脊捏几遍，也可以艾灸大椎穴。甚至不需要治疗，只是好好地睡一觉，也可能会好。

小时候，有一次邻居叔叔受风发高热，家里煮面条的汤，给他盛出来一碗，他趁热喝了之后，马上出了一层汗（很快能出汗说明他当时身体内部是比较通畅的），捂着被子睡了一觉，起来就好了。

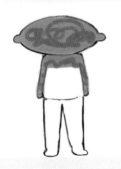

中焦感冒，伴随胃肠道的问题。除了流鼻涕、咳嗽，大便还不太正常，比如比较臭，或者便秘、腹泻。

孩子常见的就是积食感冒。

如果孩子除了流鼻涕、打喷嚏之外，还有大便的问题。大便干臭，嘴巴臭，舌苔偏黄偏厚，放屁臭，食欲也不好，可能喜欢喝凉水，鼻涕有时候清，有时候黄，或者一直是黄的，手脚心可能会热，有汗，汗比平时多一些，咽喉有红肿等"类似上火"的情况，那就考虑是积食引发的感冒，干预的思路就是处理积食。

处理积食，就是帮助人体把身体里积累的垃圾排出去，帮助消化，帮助代谢。

消积食常用到的是淡豆豉。它是一个药食同源的中药，如果鼻涕比较多，就用葱白淡豆豉汤。

葱白淡豆豉汤的做法：准备 2 ~ 3 段带须葱白，5 ~ 25 克淡豆豉（根据年龄和病情程度加减）。先将淡豆豉放在水中大火烧开，转小火煮 55 分钟，之后加入葱白再煮 5 分钟，出锅得120 ~ 180 毫升，1 天之内分 2 ~ 3 次喝完。

淡豆豉煮的时间长是为了让它煮出大豆本身的药效，它可以除去中焦感冒里并存的那种积食热象。如果只是单纯感冒，那么淡豆豉和葱白一起煮 5 ~ 10 分钟也可以。如果有痰，或者是痰饮向来比较多的，也可以放一点陈皮，和葱白一起下锅。

消积食常用到的中药是焦三仙，还有中成药保和丸、四磨汤。如果伴有风寒感冒可以加用感冒清热颗粒，如果伴有风热感冒可以加用小儿感冒颗粒。

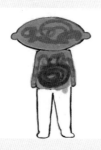

还有一种情况比较像鼻炎，我有一个朋友就是这样。症状除了流鼻涕之外，还有大便不通，容易干。这说明津液不足，也就是中焦脾胃生产津液的能力不足，脾胃是虚寒的，消化能力不好。我每次见她吃饭，无论吃得多寡淡，她都会觉得胃胀。并且她每次吃饭都要吃很久，稍微快一点更容易腹胀。这也是胃寒、胃动力不足的表现。和小朋友常见的积食感冒比较，她并不是典型的积食内热，更多的是中焦寒，中焦长期有积滞。

无论是积食感冒，还是感冒的时候中焦系统变得更差，其实都是中焦有问题。原因可能是日常生活习惯出了问题。中焦感冒和饮食不当、睡眠不够、情绪不稳定都有一些关系。当然，中焦本身不太好的人，就容易患中焦感冒，处理的时候就需要照顾中焦，解决内部问题，具体则要看是虚寒为主，还是实热为主，分别进行相应处理。就需要改变自己的日常行为，比如饮食、睡眠、脑力劳动、工作强度、看电视的频率、情绪的整理等。

下焦的感冒，伴随下焦的问题。比如感冒的时候还有腰疼、腿疼，尿失禁，下肢荨麻疹。看患者的舌苔，可能整个舌苔尤其是中部和根部都是比较白厚的。这是下焦的能量不足了。处理的时候可以采用泡脚的方法，用艾叶和红花泡到微微出汗就停。没有热证或类似上火的情况时，也可以艾灸关元、命门穴。大人还可以坚持静坐和站桩，以增加下焦的热能。同时经过仔细辨证，配合相应的中成药进行治疗。

下焦感冒也是人内部本身的问题在先。平时如果仔细观察，我们就可以知道自己的下焦是不是虚的。如果长期睡眠不好、腿软、容易疲劳，有妇科、泌尿系统的问题等，说明下焦是虚的。下焦虚和情志有比较大的关系，同时也是生活习惯问题长期积累下来的一个表现。

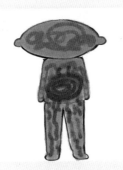

李辛老师的书中说到过一个自己的案例。他年轻的时候，有一段时间要做一个计划了很久的项目，把全身心的能量都灌注进去了，但后来项目没有成功实施，终止了。那段时间他很消沉，好像身体的一部分被抽走了一样，天天打游戏，到很晚才睡觉，吃得不规律，也不太健康。后来他就开始感冒，症状像是鼻炎，一直没有好。他妈妈觉得不对，就开始刻意地叫他调整生活节奏，早上起来站桩、跑步，有计划地去做一些运动，晚上按时睡觉，吃家里做的粗茶淡饭，2 个月之后，那个"鼻炎"就好了。

由此我们不难发现，上焦的感冒是外界因素导致，中焦和下焦的感冒，主要还是自身因素引发的。

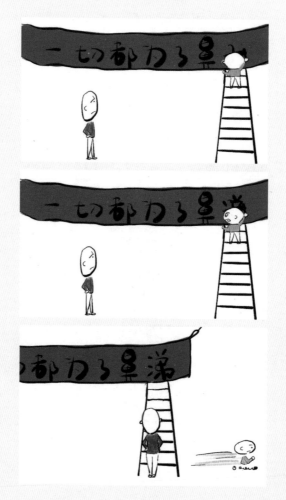

感冒给我们提醒的就是，该休息，还是该改变生活习惯？该勇敢面对一些什么，还是要放下一些什么紧抓着不放的东西？我们要仔细去感受。

常见病的疾病模式

发热是身体的自我修复模式

　　有一次我发热后许多人说我瘦了。实际上我的体重并没有很明显下降，只是身体常常保持的那种虚浮的感觉少了很多，体形看上去没有那么臃肿，人也感觉到轻快许多，其实也就是排了湿与寒。

　　我对发热的理解是从观察自己和孩子的发热开始的。从第一年学中医开始，我和娃两人，分别发热6次，第二年分别发热有4次，第三年2次，第四年有4次……

　　身体的状态也有了螺旋式的进步。

　　有一次娃发热，持续了3天，症状是怕冷、便溏、尿清长、手脚凉、苔白铺满、高热，辨证是受寒，按照受寒的方式祛寒发汗，其中两天拉了很多黑色的大便，发热完之后整个人看上去白净许多，而且消化能力也有所进步，以往吃了会便秘的东西，发热完之后不会便秘了。运动的热情增加了不少。我想应该是以往的寒湿，还有堆在中焦的垃圾排出来了。

　　日常的生活调理，让身体恢复到了一个相对好的状态，这点可以在排泄能力、情绪处理、睡眠质量上观察得到，同时也可以从身体处理一般问题的方式上看到。

　　可见，发热是需要身体有一定能力的。如果说发热是一场与邪气的战役，那先要考虑的是，我们是不是有足够的兵力和武器来打这个仗。

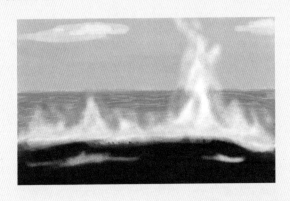

我身边的许多朋友，还有我自己，在青春期以后就很少发热了，倒不是说我们有多健康，虽然不发热，但是那些看起来不太需要重视的小毛病却很多，比如说月经不调、妇科炎症、不孕不育、腰疼、眼睛问题，我之前还有荨麻疹、膀胱炎，长期腹胀、便秘，经常会肠绞痛，容易头晕，说话、走路都没有太大的力气。很多人感觉自己从来没有睡醒过。现在来看，就是中焦、下焦都有问题了，这些问题表现出来虽然不剧烈，但是会一直反复，没有改善，其实就是身体里面积累了很多不该有的东西，而且身体没有能力去处理它们了。

小朋友也是一样。有一些很瘦、很安静、饭吃得少、不爱运动的孩子，可能会有长期便秘的问题，睡眠不好，舌头的颜色非常淡，甚至是没有舌苔的，这样的孩子要发高热也不容易，因为发热所具备的能力不足。

换言之，发热是一种清理模式，是一种身体对自我的修复模式。这与流鼻涕、咳嗽、腹泻的原理一样，都是身体应对处理疾病的自我保护模式。

通常来讲，发热的过程是人通过升高体温，提高作战能力，把身体里面的寒、湿、痰代谢出去。从西医的角度来讲，就是制造出一个不适合细菌、病毒繁殖的环境，让细菌和病毒自然淘汰或死亡。比如受寒的发热，是通过升高体温，把寒通过汗液排出去。积食的发热，是通过升高体温，把堆积在中焦的垃圾通过大便、小便排出去。而温病的发热，是通过升高体温，把一些局部的阻滞解开。还有变蒸生理性的发热，是通过升高体温，带动身体整体生命力的生长，开启新的功能。

但也不是说不发热就一定正气不足：如果身体没有其他的亚健康问题（比如中焦、下焦的问题），大便、睡眠都很规律，也没有一些慢性问题，那么不发热是完美的健康状态。

但这并不意味着发热就可以放任不管。只是我们知道身体目前在做的事情，也就是发热背后的原因，我们要帮助身体一起来解决。

经过了这几年的发热，我把学过的发热类型都亲身体验了一遍，也算是对发热的学习有了一个交代。以下发热要点，供各位参考。

1. 单纯地从温度想办法是没有用的。因为温度不是病因，而是病的表象。比如物理降温，基本上不会给孩子带来太多帮助，尤其是受寒的发热，更不能使用物理降温的方式，因为受寒的过程中，体表的毛孔为了保护自己关闭，而发热是为了让体表打开排出寒气，如果物理降温的话，可能会扰乱人发热的进程和目的。

2. 除非是昏睡不醒，否则没有必要叫醒喂药。小朋友正气足的时候，发热容易高热，高热的时候，身体所有功能都会减慢，包括食欲、排泄功能等，也就是说，当下他的身体就只在做一件事，就是发热，所以孩子要睡觉，睡觉的时候其余的身体功能在休息，针对病邪的处理也最集中。

3.高热脚凉的时候一定要捂热它，这是下焦能量不足以供应的表现。如果发热是打仗，那么后方的补给要充足。即便是夏天，脚凉的时候，也可以用热水袋捂热脚。如果捂不热，要及时就医。

4.对发热正确辨证，知道处理方式，就不会过分担心温度攀升变化的问题。

积食发热很多时候是大便非常臭或便秘的。

积食的原因是肠胃负担过重导致的胃肠道的堵塞。身体通过升高体温试图解决这些胃肠道的堵塞。发热之前一般都吃了自身当下无法消化的食物。

可能出现的症状如下。

1.舌苔比较厚，有的会黄。

2.大便不通，或者量少，非常臭。

3.手心比手背烫，肚子比后背烫。

4.口臭。

5.不放屁，或者屁很臭。

6.尿黄。

处理方向是消积食，通大便。大便通畅了，发热就会退了。

受寒发热很多时候是不出汗的。

受寒发热的原因是寒邪入侵后，身体为了排出寒邪，通过升高体温来将寒邪驱逐出去。

可能出现的症状如下。

1.舌苔是全白的，覆盖在整个舌头上，包括舌尖和舌两边。

2.伴有流鼻涕、打喷嚏。

3. 想喝热水。

4. 手脚凉。

5. 怕冷，寒战。

6. 大便不成形。

7. 尿清长。

8. 不出汗，或者汗非常少。

处理的方向是发汗，发汗是将寒气排出体外的最短路径。寒气出去了，发热就会退了。

温病发热高热的人很多，可能伴随上焦的症状。

温病发热是由于外界环境或者气候变化带来的热，或者是体内的热，又或者是二者相结合引发的一种发热。

可能出现的症状如下。

1. 没有任何征兆的高热。

2. 发热 3 天后出疹。

3. 伴随咽喉红肿（积食发热也可能会出现咽喉红肿）。

4. 伴随中耳炎、扁桃体红肿、声音嘶哑等。

5. 脸红、唇红明显。

处理的方向是清热透表，也可以用三豆饮进行食疗。

变蒸发热是从出生后起每隔 32 天发热 1 次，不用处理。

1 岁 7 个月内的小儿，每隔 32 天都会发热 1 次，这是自己生长的需要，也是生长规律使然。也有个别的孩子会在 2 岁后出现变蒸发热。

可能出现的症状如下。

1. 低热。

2. 发热时没有其他症状，大便、睡眠都好。

3. 耳朵凉，屁股凉。

4. 不影响食欲、玩耍、日常活动。

5. 一般一两天内可自行好转，有时晚上低热早上退热，没什么不舒服。

处理方向是保持观察。

以上几种发热有可能会出现合并的情况，比如积食伴随受寒，受寒伴随温病，那就需要一并处理。

如果暂时不会辨证，一定要记住以下 3 个要点。

1. 保持手脚是暖的。

2. 要补津液。不想喝水时可以喝糖盐水或者米汤，但是不需要硬灌水，否则会有水饮的问题。

3. 保持观察，找到寒热的大方向。

对于初学者来说，无法确定疾病的发展过程，也无法确定做的处理是否正确的时候，最好的方式，还是求助你信任的医生。

出现以下情况，代表孩子需要及时医治。

1. 反复高热超过 36 小时，昏睡，没有胃口。

2. 出现长时间的手脚冰凉，怎么捂都不热。

3. 出现惊厥，并且家长不了解惊厥的类型和处理方向。

幼儿急疹，为了让身体升级而来

大概两三年前，朋友 Z 曾经跟我说，她的孩子每年都要来一次"幼儿急疹"。

她其实知道，西医学中的幼儿急疹发过一次以后就会产生免疫，后面不会再发。但由于她家孩子每一次发病的状态都惊人地相似，她觉得没有"幼儿急疹"这个词更适合的名字了，所以就这么称呼了。

突发高热，持续四五天，几种退热药，直肠给药也好，口服给药也好，有副作用也好，没有副作用也好，交替吃也好，单独吃也好，药效一过，温度就会魔咒一样回升。每次发病时，常伴有咽喉红肿，退热时温度骤降，热退疹出，每次都是这样，而且都是在春天。

大多数情况下，大家会认为幼儿急疹只有在热退之后才能确诊。这就意味着，妈妈们必须煎熬几个日夜，等到退热出疹。

Z 的孩子过去几年里一直在经历咳嗽。Z 有一次打趣说："其他孩子那些咳嗽都不算久咳，我们这个每年就咳嗽一次，一咳嗽就是半年。"

除了咳嗽，孩子常年大便干结，需要逼着才能去厕所，在马桶上要坐半个小时才能拉出一颗球球，胃口长期不佳。

这些其实都提示了津液不足。

如果人的身体里面一直有垃圾（比如痰饮）没有排出。身体里的气机、血液、津液，基本就会一直围绕着这件未解决的事情而工作。

人体在解决问题的时候，气血对中焦的照顾就会变少，津液就会不足，消化、吸收的能力下降，大便不畅。中医说肺和大肠互为表里，意思就是，大便不太好其实也能看出呼吸系统的问题，呼吸系统的长期问题，也可以提示胃肠道的问题。

我第一次见到 Z 的孩子的感受就是，清秀又敏感，身形很单薄。摸他的手是凉的。我问 Z："如果天气暖和了会不会热起来？" Z 回答："不会，一年四季都是这样。"说完把她自己的手也伸过来给我摸，她也是如此。

那种凉就好像是从一块雪山上的石头里面透出来的，很深处的凉。

我观察过几次这个孩子的舌苔，不管是发热还是咳嗽，基本上舌苔的样子都是白、厚、腻，而且一直延伸到舌根，可以想象，平时的常见病，都只是基于体质本身的一种释放。

舌头伸出来有一点尖尖的，舌体比较瘦，这种舌形和肝气不舒有关。我和 Z 虽然称不上非常熟悉，但也算是有一些交往。她为人大方慷慨，但在某些细微的时刻，可以感受到她的紧绷，这个部分和孩子同步。总的来说就是身体垃圾多，但又没有能量排垃圾，而且脾胃功能差。

我大约明白 Z 的孩子为什么会每年发一次"幼儿急疹"了。这是他的身体在定期排毒。

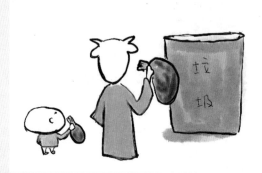

从中医的角度来说，幼儿急疹是一种**变蒸**发热，属于生理性的、阶段性的，是身体为了提高某项功能而产生的主动迭代更新，老人们叫作"烧长"，也是这个意思。

有家长反馈说变蒸发热之后孩子忽然长得很快，或者忽然会说话了，或者表情更丰富了，忽然会了一种手部的精细技能等。

迭代更新，除去老旧的东西、垃圾，升级系统，是这种发热的本质。

热退后出疹，过程首先是身体通过发热的形式升高体温，在高温环境下，带动身体的脏腑更快速地运转。即便体温正常，我们也能感受到身体发烫，这就是身体里的气血在高速运转的过程。

之后把垃圾通过体表排出，疹子就是一种形式；有的也会通过排泄物排出去。这个时候家长可以给孩子吃一点葡萄干煮水，帮助疹子发得更透一些。

只是，许多孩子是"升级"了，为娘的却累倒了。

这个累，我猜，主要是量体温量的。

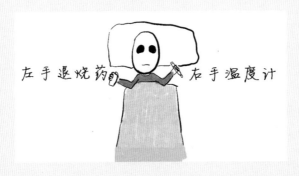

左手退烧药　右手温度计

量体温，主要是因为不知道这个发热的前因后果，寒热虚实，人处在心智的黑暗中就会累，持续将心神悬在空中，会睡不着。

但是如果我们提前知道这场发热的来由，那就会逆转到另外一个画风中去。

M 自学中医好几年，曾在羊爸爸中医社区"搀扶"了许多初学的妈妈。我之所以说搀扶，其实是指 M 自己也并不是专业的医生或者大咖，但是，对于那些迷失方向的朋友来说，一定程度上，可以相互搀扶着走一段路。

因为她对自己有高要求，是个学霸，所以每天会主动地对大量案例进行观察、思考、反馈。所以 M 的闺女幼儿急疹发热的第一天时，她就几乎可以确定这就是幼儿急疹。

孩子 14 个月，第一次高热，辨证为少阳太阴证（幼儿急疹多辨证为少阳病、阳明病），她就是按照辨证给予相应的中成药处理，然后耐心地等疹子。她没有温度计，基本就是靠嘴唇测孩子的体温，密切留意精神。把握好两点，手脚不凉，精神不萎靡，就继续该吃吃该睡睡。两天半之后，热退疹出。

因为她知道会发生什么，也知道会如何进展，所以她的心没有被悬在空中，也不会累。当然，从未学过中医或初学中医的人遇到这种情况还是要及时就医，以免贻误病情。

在这样的处理之后，两天半出疹，没有拖泥带水，干脆利落。我猜想大概是因为高热的体内环境足以持续平稳地消灭细菌、病毒、病邪等，所以能很快打完了仗，收兵了。

中医认为发热是一个触发排邪的开关，是一种"排病"现象。"排病"在中医的解释就是，身体通过表现出某种症状的方式来调整身体的阴阳。比如发热、咳痰、腹泻、出疹、流鼻涕、呕吐，甚至哭泣、莫名其妙想唱歌、想骂人等等。这些症状很有可能是身体调整自身阴阳而表现出来的。

《黄帝内经》中说"冬不藏精，春必病温"，意思就是冬天的身体收藏工作没有做好，那么到了春天，身体里沉积的问题，就会伴随着春天的到来而生发出来。

疑似幼儿急疹发高热时，如果你还知道一点点发热的原理，那就尽可能地，不要强迫性退热。停下来看看孩子的状态，如果学了一点中医知识，那就看看病机。某种程度上来说，不对症的退热药的机制就是强制退热。不是受寒高热的情况下，退热药会促使排汗而降低体温，同时还消耗掉了津液。

再发热的时候，我们就会知道，不对症的退热药并没有解决根本问题。而短暂的退热，反而会延长病程。

不轻易使用清热为主的中药，因为我们的身体很容易有实热证的假象。是不是真的热、能不能清热需要全面来看。比如，受寒发热中很多人会咽喉、耳朵发痒，但身体又是怕冷的，这就是热的假象。又比如，积食发热时很多小朋友会长口疮、咽喉疼痛、便秘、舌苔黄厚，但是如果是积食引起的，治疗方式不应该是给肚子里的垃圾降温，而是把垃圾送出去。如果清热了，脾胃能力反而会变差，不利于体内代谢垃圾的排出。

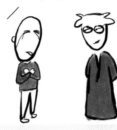

我不能这样眼睁睁地看着他发热

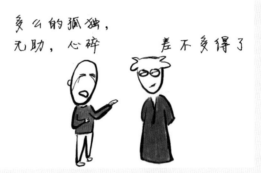

多么的孤独，无助，心碎

差不多得了

对于高热，中医的办法是按照不同的发热证型去分类处理，积食则消食通便，感受风寒则发汗解表，感受风热则辛凉解表。这些思路一旦有效，退热就是一种身体自主地退热，身体任务完成了，发热就不会反复。

具体大家可以学习一下中医辨证的方法。

咳嗽，说明身体想要排痰了

2017 年的秋天，我去参加一位老师的见面会，有位妈妈也带着孩子，因为时间持续得比较久，会场里的孩子们相继睡着了。这个妈妈把孩子放地上，铺了一个小毯子，盖了一件薄衣服。当时房间的空调是开着的，没过一会儿，孩子忽然醒来开始哭，妈妈就抱起来安抚。这个孩子头搭在妈妈的肩膀上，一边哭，一边频繁地咳嗽，咳嗽最凶的时候，开始呕吐。

吐出来的东西是粉红色的混合着一些黏液，吐在地上有一个枕头那么大的面积，红色的一片。后来我回想起，他睡前吃了一碗冰镇的红心火龙果。

吐了一阵之后，又继续咳嗽，继续吐，第二次吐出来很多痰，大概有半碗那么多，也是粉红色的。

这个孩子正气很足，吐完之后像没有发生任何事一样继续睡了。周围几个人看到这一幕，感到不可名状的震惊。一是不知道这个孩子是不是吐了血，二是如果是吐了血，他竟然吐完就没事了。

过了一会儿，那位妈妈的紧张还没褪去。旁边一位被震惊的人，像是安慰自己一样地安慰她："没事了，全都出来了。"

我认为一方面火龙果比较寒凉，一方面又是冰镇过的，吃了之后，没有活动就睡了，睡觉的时候，体表相对虚，需要保暖，对风没有抵抗，所以，空调的风和地板的凉，都通过体表进入了身体。

里里外外都受了凉，身体就开始生出大量的痰，这个时候身体要做出反应，第一步是气逆，身体的气会往上走，这个时候孩子就会感觉到睡得不舒服，醒过来就开始咳嗽，接着通过这种往上走的气，把这些寒凉的消化不掉的食物先推出去，再把生出的寒痰推出去。

这一系列动作，都是这个小小的身体自己完成的。

很多治愈其实都是自己的身体可以完成的。我们的身体比我们想象得要聪明许多。

那些痰是怎么产生的呢？ 小雨大夫说，你可以想象自己是一朵云。

想象自己是一朵云。我们的身体由 70% 的水液组成，在一定的温度条件下，有一部分水液它们可以气化。

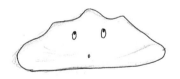

但如果遇到冷空气，中医说寒邪入侵了，我们身体里能够气化的水液会减少，就会冷凝，形成雨水，在身体里就是水湿。这种水湿越来越重、越来越多的时候，就会变成雨水，而这些雨水还会混杂着空气中的灰尘、细菌。

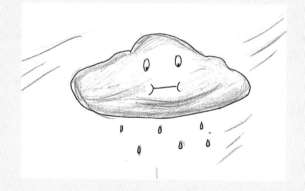

如果天气很热，则陆地和海洋中的水会向天空蒸发，增加我们身体中的水液。当水液越来越重、越来越多的时候，也会变成雨水，也会混杂着空气中的灰尘、细菌。

雨水的形成与我们的痰如出一辙。

是的，到了该下雨的时候，我们会感觉到空气中的闷热和潮湿，这个时候天空需要下雨。就像有时我们会感觉到毛孔和一些器官都被堵住了，这时我们的身体就需要排痰。

排痰的路径有很多

痰，从中医学角度来说，是人体水液代谢障碍的产物。中医一般会把痰分为寒痰、热痰、燥痰等。为了便于理解，本书所涉及的辨证中我们暂时不做这样的区分。

如果痰凝聚的位置是在上焦、在皮肤，正气足的身体可以通过出汗的形式排出。

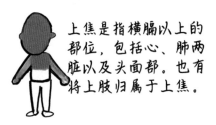

上焦是指横膈以上的
部位，包括心、肺两
脏以及头面部。也有
将上肢归属于上焦。

如果痰凝聚的位置在中焦，或者中上焦，正气足的身体可以通过咳嗽或者呕吐的形式排出。

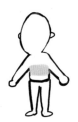

中焦是指横膈以下，
脐以上的部位，
包括脾胃、小肠、
肝胆等脏腑。

如果痰凝聚的位置在中下焦，正气足的身体可以通过排泄物将痰排出。比如我们会看到排泄物中的泡沫、黏液等，这也是痰。

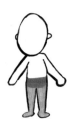

下焦是指脐以下的部
位，包括肾、大肠、
膀胱、女子胞、精室
等脏腑。也有将下肢
归属于下焦。

咳嗽，是排痰的重要程序

如果说身体会主动地产生垃圾，那也一定有方法排出垃圾。如果痰是我们身体里的垃圾，那么咳嗽这个动作就是一个排出垃圾的程序。

似乎现代许多孩子经历过或正在经历长久、反复的咳嗽。

有人说是因为五运六气。有人说是因为空调、饮食、情绪压力和生活方式。更重要的是，无论是什么原因引发的，其实我们都可以处理好。

越是害怕听见咳嗽的声音，越是要仔细地、用心地、认真地听一听，恐惧的最好解决方案不是逃离恐惧，而是面对恐惧，看清楚它，才可以消除恐惧。

听孩子咳嗽的位置、深度以及痰的位置，想象那些痰在身体里面运动：不断地努力向上，然后排出。

害怕的并不是咳嗽本身，而只是咳嗽带来的"没完没了"的恐惧感和家人给的压力。因为咳嗽的时候孩子会不长肉，会睡不好，长辈们会心疼，而且我们会认为就像以前那样，会很难处理……

至少你可以感受到，你的身体，或者你孩子的身体是在努力抗争的。

咳嗽本身代表的是一个正在启动的身体恢复程序，而不是疾病本身。那些痰才是疾病。所以我们要解决的是痰，不是咳嗽。

如果强制止咳会怎样？

在不辨证的情况下使用强力止咳药物抑制咳嗽程序的启动，可能短时间内可以看到所谓的止咳效果，但身体是聪明的，由于痰还在身体里，所以在停药一阵子后，气血能力恢复后，身体还是会继续启动咳嗽程序。

有时候，有些老痰就会逐渐固化，像牛奶变成了酸奶，更难排出。这个时候咳嗽的力量不足以把这些又黏又沉的痰排出，当又浓又厚的痰在身体里堵起来的时候，就会开始喘，来保证呼吸。

痰堵着的时间再久一点，就像牛奶变成奶酪。如果不正确处理的话，体内的环境会变差，代谢能力也会变差，痰会变成有形的东西，比如鼻息肉、腺样体肥大。如果时间更久一点，表现在成年人身上可能是囊肿、肌瘤等。有一些情志病也是因为老痰堵得太久而发病……

常见小儿咳嗽的家庭处理思路

积食咳嗽　由于胃肠道的代谢垃圾堵塞，身体为了代谢这些垃圾产生了热，热熏蒸到了肺部产生气逆咳嗽。同时，身体里的水湿代谢速度变慢，也会形成痰。

辨证要点：有明显的积食症状，比如舌苔黄厚，大便不通或黑臭，同时食欲下降，手脚心发烫，喜欢喝水，口臭，汗出等。咳嗽时有可能是干咳，也有可能是咳痰。

处理方向：消食化积，解决身体的堵塞。内热消退后，气逆咳嗽会自动停止。如果有痰，排痰过程结束后咳痰也会停止。积食咳嗽用药推荐保和颗粒。咳嗽同时有痰，且痰多，可以加藿香正气液。

受寒咳嗽 受寒后，毛孔会关闭，人体会通过咳嗽的方式进行气体交换，也就是气逆咳嗽，同时体内温度和循环能力下降，产生了没有被代谢的痰。

辨证要点：具有明显的受寒症状，比如怕冷、打喷嚏、手脚冰凉、后背发凉、头痛、鼻塞，舌苔通常是薄的。

处理方向：发汗祛寒。当寒邪随汗液排出，毛孔自然张开，气逆咳嗽会自动停止。如果有痰，排痰过程结束以后咳痰也会停止。受寒咳嗽推荐发汗的方法，如饮用生姜红糖水、泡脚、艾灸大椎等。受寒咳嗽伴痰多，还有一个小汤药也值得推荐，即葱白淡豆豉陈皮汤。

痰湿咳嗽 由于身体内部的痰湿不断产生导致的持续的咳痰。

辨证要点：没有明显的受寒或积食的症状，吃喝拉撒睡相对正常，但是痰音重，且以白痰为主，痰音相对清脆利落；白天、晚上都咳，且可能晚上咳嗽多，舌苔白腻。

处理方向：化湿和中。帮助排出痰饮，同时增强脾胃的能力，痰的产生与排出得到终结，咳嗽停止。痰湿咳嗽用药推荐藿香正气液、二陈丸。

燥咳 由于身体受到内部的热干扰，所产生的咳嗽。

辨证要点：干咳无痰。与受寒咳嗽相比较，燥咳没有明显的受寒症状，比如流鼻涕、打喷嚏；与积食咳嗽相比较，燥咳也会出现一些热象，如手脚心热、唇红，舌质发红，苔黄。但燥咳不会有明星的积食症状，如口臭、大便臭。且有时候燥咳的人没有舌苔。

　　处理方向：养阴清肺，滋养身体里的津液。燥咳用药推荐养阴清肺颗粒。

鼻炎的调理，
要多做中下焦的保养

对于过敏性疾病，西医的预防处理是回避过敏原，比如冷空气，比如某些过敏的食物，这个思路可以保护肠胃中焦，不让邪气更深，是对的。

无论是什么症状，只要是"一直持续的"，基本上都是涉及中焦脾胃。鼻炎就是一种一直持续的问题，当然有的还会涉及下焦的问题。意思是说这个邪气在里，在比较深的地方出不来。

为什么会一直流鼻涕、鼻塞呢？我们可以想象一下，如果我们水洗一床毛毯，不甩干就晾在户外晒太阳，如果太阳够大，这个毛毯要不了多久就能完全晒干了，盖在身上也是蓬松柔软的。但是如果天气比较潮湿，比如说在梅雨天，这个毛毯晒了几天之后，看上去好像干了，但是盖上去还是感觉潮潮的、重重的，此时如果房间里一直也都是潮湿的，那这个毛毯就会时不时地渗水，因为里面的水分，没有完全出来。

之后我们想解决这个毛毯的问题，也要看看具体的情况。比如说那个太阳的能量是＋＋＋＋，房间里的潮湿是＋＋＋＋，这个渗水可能还会一直出现。但如果说太阳的能量是＋＋，潮湿是＋＋＋＋，那渗水可能会越来越多。但是如果太阳的能量是

++++++++++++ 的 N 次方，那么任潮湿有千万般变化，也逃不出太阳的"五指山"了。

假如把毛毯比作身体，那么太阳就是身体里的阳气、正气，或者叫抵抗力，这个主要是归中焦脾胃管的。而毛毯里面的水就像身体里的寒湿和一些代谢垃圾。要解决鼻炎的问题，一方面是要保证每一次感冒的时候要把身体里的寒湿清理干净，另一方面是要提升身体里的正气，也是脾胃的能力。

很多鼻炎来自两个重要的原因，一是错误治疗。比如多次感冒没有正确排寒，只是抑制症状，那么寒湿就会停留在体内，身体就会反复地想要排出这些东西。久而久之身体免疫力变得很脆弱，稍微一吹风就会受寒，从而感冒。更严重者，寒湿会变成有形的东西，比如说腺样体增生、鼻息肉，痰很多的，时间长了，表现出来是过敏性咳嗽、哮喘。**二是对身体没有恰当地护理。**从中医角度来说，如果鼻炎就只是没有被治好的感冒，没有被排出的寒湿，那么就要考虑我们日常生活中是不是一直在增加自己的寒湿？比如一边治疗寒湿一边进行增加寒湿的日常活动，像是早上喝着姜汤下午吃着西瓜，这种饮食习惯是要避免的。患有鼻炎的孩子大都有中焦或下焦的问题，有时候一边处理寒湿，一边因为饮食生冷油腻或情绪的干扰，寒湿又不断地增加了，拆东墙补西墙……遇到这种情况要让身心统一战线，比如感冒的时候要注意多休息，饮食方面要清淡，吃点粥就好了，这个时候就不要考虑增加蛋白质了，因为吸收不了反而会增加身体的负担。

可能会延长病程的食物包括：需要身体消耗更多能量去消化的海鲜、猪肉、牛肉、鸡肉等肉类；鸡蛋、鹌鹑蛋；甜腻的巧克力、红枣；含添加剂比较多的零食，包括饼干、果冻等。

粗粮类的包括玉米、糙米、死面饼。如果是寒凉的蔬菜，可以放生姜炒制，少油少盐，如果是能蒸煮最好。每个人的情况略有差别，但大的规律是简单、朴素的食物为身体提供能量的速度更快。

鼻炎患者吃水果和冰淇淋需要谨慎再谨慎。还要保证睡眠，减少娱乐。感冒的时候应该 8 点钟上床睡觉，手机关机，电视节目也不要看了，游乐场和商场也不要去。让身体和心都安静下来，闭目，睡眠，都是非常好的修复时机，人需要通过睡眠来修复中焦脾胃的状态。

有的人感冒之后就会昏昏欲睡，或者脑子转不动了。其实这就是身体智慧的地方。身体是在告诉我们说："哥们儿，啥也别干了，啥也别想了，好好地让我们为你战斗一会儿。"

抓住每次感冒的时机是调理鼻炎的重中之重。患有鼻炎的孩子在感冒时也是自己本身在排寒的一个过程，如果正确处理好每一次感冒，就可以借势排出很多寒湿，同时体质也会增强。

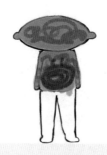

平时我们可以做一些中焦的保养工作，比如尝试艾灸神阙、命门、身柱 3 穴，或者捏脊、搓后背，每天有意识地增加 1 个小时的运动来增强中焦的功能。

感冒经常伴随有中焦或者下焦问题的人，生活方式是有很

大的调整空间的。 调理鼻炎其实就是一个调理脾胃的过程，而患者持续地改变生活方式是治愈鼻炎的一个必备的基础。

总结一下，如果是中焦虚寒导致鼻炎的患者，可以坚持做以下事情进行调理。

1. 每天做自己喜欢的运动 1 个小时以上。

2. 不吃或尽可能少吃生冷、阴寒的食物。

3. 保证充足的睡眠，尽量睡午觉养阳。

4. 适当艾灸。

5. 适当泡脚。

6. 早起喝一杯姜枣茶。

积食引发的磨牙

有很多情况会引发小朋友晚上睡觉磨牙这个现象。有的是积食不消化，有的是因为牙齿咬合不整齐，还有的是因为白天处在紧张的状态中，还有的是与寄生虫有关。

其中积食引发的磨牙居多。我们来将一将几个案例。

案例一

7岁的小朋友，晚上流口水、磨牙，吃得多不长肉，脾气大，肚子大，大便很臭，爱吃重口味的东西，一直趴着睡，脚心热，眼袋发紫，口臭，有时候肛门红。

现在来综合辨证。孩子胃肠道的气血足的时候，一般会侧卧或者平躺，一直趴着睡，说明胃肠道的气血是不足的，是虚的，寒的，要找温暖的地方加热。肚子大，吃得多不长肉，从外形也可以看出，这个孩子的体质就是一个消化吸收困难的体质。

大便臭、口臭，这是没有被及时消化的食物发酵后产生的味道，身体里代谢垃圾的臭味会从大便、尿液、口气、汗液的味道中反映出来，比如一个孩子汗液臭、尿液臭、口气臭、大便臭、脚臭，说明这个孩子身体里有不少没有被代谢的垃圾。

胃肠道里的垃圾长时间积累以后就会发酵，排泄物就会比其他人臭。这时气血会倾向于去帮助身体处理这些垃圾，处理的过程中就会产生热。

这个热通常会按照脾经的路线走，热走到手脚，手脚心就会发热；热走到了大肠，肛门就会红热；热走到了嘴巴，嘴巴就会红；热走到了脸颊，脸颊就会红；走到耳朵，耳朵就会烫；脾经有热的时候，下眼睑会发红、发紫。

身体中的垃圾多了，热多了，津液自然就会少，会在一定程度上影响到情绪，孩子会不耐烦、容易生气，尤其是肚子胀的孩子，会很容易不开心。

积食之后的磨牙，实际上就是身体在尝试解决积食的问题。正常情况下，晚上我们的消化系统不需要消化食物，进入休整状态，这些脏器的功能都慢慢地降低效率了。如果身体里还存在没有处理完的食物，那么胃肠道就需要继续工作。咀嚼可以产生津液，帮助消化食物。而同样地，磨牙也会一定程度地产生津液，帮助消化食物。

虽然这种磨牙是自我的拯救，但仍然是一种内耗。它让孩子们的睡眠质量下降了，该修复的事情没有完成，到了第二天，也许问题解决了一部分，但是由于身体没有得到修复，所以不消化的情况还可能会持续。

这个案例中，孩子吃得多不长肉，可以想象其吸收问题持续了比较久的时间，邪热上升到了胃，那么食欲会比较旺盛，也是一种自救，因为身体希望多吃来补充营养，但是实际上，吃下去的食物大多还是会堆积起来。

积食导致长期磨牙的孩子，往往有胃强脾弱现象，在护理上要注意以下几个方面。

1. 晚餐一定不能多吃，尤其是睡前不能喝奶。

2. 给予能够多咀嚼且好消化的食物，让孩子有饱腹感，比如一些米面制的饼、米糕、炒黄豆、黑豆、坚果。每天适当地吃一点，观察大便情况再做相应增减。

3. 胃强脾弱的孩子，可能有一定程度的焦虑及注意力方面的问题，家长要关注孩子的感受，每天和孩子深度交流。也可以每天晚上睡觉前给孩子摩腹 30 分钟，一方面是让孩子增强对身体的感知，另一方面是帮助肠胃运动。

4. 一定要运动。运动可以帮助消化，也可以帮助孩子集中注意力。

案例二

4 周岁的孩子，大便臭、黑色，有时候怕热，不盖被子，有时候又怕冷，不喜欢吃饭。晚上睡觉出汗，不爱喝水，手心、脖子后面、额头烫，时有发热，磨牙，翻身多，口臭，口干，鼻塞，咳嗽，感觉有痰，眼屎多。

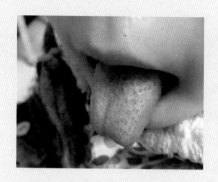

积食的证据有大便臭、黑，怕热，口臭，口干，磨牙，出汗多，手心烫，眼屎多。

相比案例一来说，他的情况还有明显的寒，也就是偶尔会怕冷，而且有鼻塞、咳嗽、时有发热的情况，看舌苔是满布的，有受寒。他体内虚寒也比较明显，有痰，不吃饭、不喝水。不吃不喝属于寒的问题，因为没有能力消化饭和水，那就不吃不喝了。

这其实是一个积食合并受寒的案例，一般情况下是先有了积食，更多的气血要去处理内部的垃圾。这个时候，人体对于外在邪气的防御能力会下降，也就是免疫力下降，就会容易受寒，易被细菌、病毒侵袭，产生其他的问题。

这个小朋友的磨牙可能是暂时情况，只要积食和受寒问题解决了，一般就不会再磨牙了。处理建议是给予能够兼顾消积食、补虚散寒的中成药。

在护理上应注意以下方面。

1. 可以给孩子喂一点米汤或糖盐水，补充津液。

2. 如果孩子要睡就让他睡，不要专门叫起来吃药、吃饭。睡觉就是修复元气。

3. 如果孩子手脚凉，说明气血不足以抵抗邪气，家长要给孩子暖热手脚。如果暖不热，要及时就医。

4. 退热之后先从粥开始吃起，不要急着进行户外活动，也不要让孩子看电视，让孩子把神慢慢养足。

总体来说，如果孩子晚上磨牙，家长可以检查一下孩子是不是有积食问题，比如是不是晚饭吃了很多，睡前吃了东西。如果是，第二天要减少高蛋白食物的摄入，不一定要吃药，控制下饮食，磨牙问题可能就得到解决了。

胃强脾弱的情感需求

　　我儿子了了1岁多的时候有轻微疳积，典型的症状是一直找吃的，很瘦，但肚子很大。这是我们常常说的胃强脾弱的一种表现，胃气强，会吃东西，但脾弱，消化吸收的能力不足。能吃，但消化不了，也吸收不了。这种情况导致他很久以来睡眠也不好。

　　了了出门吃饭的时候会被很多家长羡慕，他们说你看这个孩子胃口多好。但正常健康的孩子，生病的时候会主动不吃东西，这才符合自然规律，也符合人本能的自愈能力。如果大便一直不通，也应该是不想吃才对。

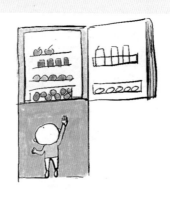

胃强脾弱的孩子则相反。**越是不消化，越是腹胀，却越是要吃，越吃越不消化。**这是邪气过盛的表现。拼命吃也是一种虚，因为虚，所以想要通过吃给身体补充更多的能量，但是往往越吃消化越差，总的来说，是一种艰难的自救。

后来有一次我恰巧听一个心理学老师的网络课程，同样提到过一个总是疯狂吃东西的孩子，给我打开了一个思路。故事大概是这样的：小女孩无论到哪里都是一副饿极了的样子，而且完全不挑食，什么都吃，甚至是剩菜剩饭，还包括地上捡起来的看起来像食物的东西。妈妈本能地觉得不对。于是找到了这位老师做咨询，老师告诉她："你回去以后，做一件事。按照你孩子的动作、表情，也去疯狂地吃东西，她怎么吃你就怎么吃。在这个过程中，你去体会一下有什么感觉。"

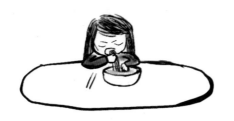

这个妈妈不觉得这个方法能有什么帮助，但还是按照老师的要求去做了。之后她告诉老师，她觉得那样吃的时候感觉到自己很虚很虚。接着老师又和她一起回顾了孩子每次疯狂吃东西的画面，她体会到，孩子身体和心理深深的孤独感。

就在那次以后，这个妈妈发现，孩子好像知道了什么，被按到了哪个开关似的，忽然就对吃的没有那么大的兴趣了。心理学上的解释是：这是爱的匮乏。当孩子感受到妈妈真正的"理解和爱"，那一刻，孩子就被填满了。

听完这个故事之后，我久久处在沉默里。

过了一两天后，有一天早上我一直在看手机，了了快速地拿了几个山楂卷，几乎是没有嚼，就直接吞了下去。这个时候我放下手机，过去制止他。那个时刻我忽然意识到，原来一直以来了了生病，都是为了提醒我要爱他。我仿佛听到了了了在说："妈妈，你看看我，我快把自己肚子撑破了。你快看看我！"

当天晚上，了了好像感知到了什么，从噩梦中惊醒，毫无来由地大哭了一个半小时，一边哭还一边对我拳打脚踢。而以往他从来都是非常懂事安静的。

我把他抱起来在房间里走，和他贴得很近，他有很久很久没有这样号啕大哭过，我想起他曾经给过我非常多的暗示，比如他逗我笑，或者非常服从，做乖孩子，比如告诉我自己想生病，比如告诉我不想去幼儿园就想一个人待在家里……

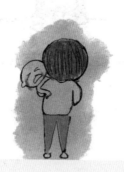

我感觉到了了那天晚上把一直以来的委屈都宣泄出来了，我也随之泪如雨下。

我开始梳理过去的所有画面。我发现，我和孩子在一起的大部分时间都在看手机。有一两年，我和家人关系不好，那时我对孩子的健康做了很多努力，但这些努力都是用来证明自己的做法是对的，我曾隐约感觉到自己对孩子的关爱很表面，那些做法不过只是在满足自己被肯定的渴望。有很多时候我感觉自己的爱非常刻意，就像是执行某个日程表，机械又僵硬。

每一次装模作样地倾听，好像都是为了让孩子能够安静、听话。我极少能抛开一切可能的结果，单纯地、深深地、自然而然地、全身心地去感受了了。而能让我做到的时刻，大概就是那些孩子生病难愈的时候。只有在那个时候，了了才能感受到我的心里真的有他。

陪着孩子，不代表我们的心就是和孩子在一起的。

我们常常会失去对人的好奇，于是会直接地拒绝很多事情。比如拒绝疾病。难道疾病对于我们来说，只是为了伤害我们吗？疾病也有积极的一面，对家庭关系的建立来说实际上具有重大的意义，这些疾病一直在秘密地、隐晦地，甚至是残酷地给我们做提示。

每个孩子的故事版本，都是独一无二的。没有人可以代替孩子说出自己的感受和故事，除非我们真的用心去看。而了了的事情告诉我，他不是觉得我过于紧张他，而是觉得我紧张的事情都不是紧张他本身。

听朋友说起一位中医老师，在做医生的几年里，把所有的常见的、不常见的病都得了个遍。有人说是因为她的房子风水太差，而她自己却说，这是上天给她的安排。因为得过这些病，就能更好地感受患者的苦了。

为什么现代中医看病，还继续用望闻问切？现在想来，也是用自己的生命感受另一个生命。

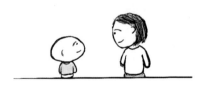

为什么我们学中医建议妈妈们去望孩子面色，陪着孩子拉大便、闻大便、闻尿液？为什么不发热也要去抚摸感受孩子全身的温度？感受肌肉是紧实还是松弛？为什么要观察孩子吃饭的喜好？喝水的喜好？为什么要陪着孩子睡觉，观察孩子的睡眠？为什么要长期坚持记录孩子每天的食物和大便、睡眠的关系？在专注的观察感受中，整个身体的运行状态、状况都被妈妈体会到了。而通常这些观察越具体、越持续，孩子的根本问题越容易被发现，孩子的转变就越容易。

为什么按摩要专注做才有效？为什么建议妈妈们站桩打坐，少看电视？为什么让妈妈节欲？因为在没有情绪、信息干扰的宁静的环境里，我们对自己和他人的感受就会浮出水面，变得越来越清晰。

当你全身心投入陪伴时，就会明确知道问题所在，就可以引发客观的思考，就不会因为愧疚而做更多没有意义的付出。

《黄帝内经》说："精神内守，病安从来。"一个孩子无论在哪里，他只要确定母亲心中住着他，他就会很放心，有了母亲的关怀照护，孩子才会精神内守，会安心地睡，会有食物的满足感，才可以毫无顾忌地流露最天性的东西。

人们常常因为周遭的评判而被迫掩藏起焦虑，但那份表面上的放松却不是真实的情绪。当焦虑发生时，我们不应该先批评自己，而是应该接纳它，并体会它深藏的意义，了解这个成长的功课真正的目的，它才会远远地离去。

焦虑有时候像是一个入口，有时候会叫醒我们身体里的另一个更强的部分，开始做觉察与独立的审视。

所以，下一次焦虑的时候，我们要问自己以下问题。

我必须要不焦虑吗？这个焦虑背后有什么我忽略的东西？我在做我自己吗？还是在做别人想让我成为的自己？

胃强脾弱的孩子如何调理

胃强就是胃口大，脾弱就是消化吸收营养的能力弱。胃强脾弱的孩子可能有如下症状。

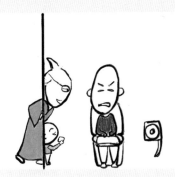

1. 胃口好，不挑食，光吃不长肉。

2. 容易脾气不好，不给吃就撒泼打滚。

3. 大便异常，通常是长期偏黑、偏臭，或多天1次，或便秘，或如羊屎蛋状。

4. 睡眠不好，很容易惊醒。

5. 肚子偏大，摸着不是很柔软。

6. 容易出汗。

7. 舌苔偏厚。

胃强脾弱的原因有的是先天因素，有的是后天喂养或者治疗不当导致。

对于胃强脾弱的孩子的照顾分为三个大的方向：一是情感的饱足感，二是吃合适的食物，三是运动。

胃强脾弱的孩子和妈妈常常是神不足的，他们容易敏感、脆弱，**注意力常常会放在别人的身上，总是有一种渴求，一直会想要去确认被爱、被认同、被理解。**比如他们常常会做事情不能集中注意力，容易分心，但他们也会非常努力地做很多件事情以期望得到认可。小孩则是通过某种表现去获得父母的真心关注（不是那种很表面的关心），这种倾向让他们的神常常在外，而神在外，身体的气机就会乱，气血就不会到该去的地方，该消化的东西就消化不了。

通常这种情感的需求越浓烈的时候，他们越会吃得多，会感觉到身体里的虚更明显，甚至会囫囵吞枣地吃掉很多东西。一些人失恋的时候会开始狂吃，其实就是一段短暂的胃强脾弱的状态。

所以情感上的脆弱，导致感到身体的虚，而此时我们唯一不需要花太多代价就能满足自己的东西，大概就是食物了。

情感的饱足和对身体的关注其实是相互作用的。比如孩子情感的饱足感源自父母、家人对孩子真切的关注，在有了真切关注的前提下，父母、家人才能客观地判断孩子的食物以及身体的细微变化，陪孩子运动的时候，才会更加专注。父母、家人把注意力放在孩子对食物的反应上，比如陪伴着孩子一口一口地咀嚼食物，或者陪孩子玩可以运动到四肢的游戏，也是一种给予孩子情感饱足感的方式。

胃强脾弱的孩子有一个重要的特点是，他们很难感受到饱足（吃饱），他们可能会在肚子非常胀了以后才感觉到饱。所以要让他们吃饱腹感强的食物，但这类食物通常都不容易消化，有时候会加重便秘的问题。因此我们建议让他们吃需要多咀嚼的食物。

我们常常会推荐胃强的孩子吃新疆的馕，因为它是面粉烤制的，看起来硬，但是吃起来很松软，饱腹感很强。馕吃的时候需要一定的咀嚼，孩子在咀嚼的时候，会慢慢地感觉自己的肚子已经饱了。咀嚼的时候可以锻炼牙齿，锻炼牙齿本身是一个固肾、补益下焦的动作。下焦的能源充足了以后，就能给到中焦能量。在慢慢咀嚼的过程中，口腔唾液中的消化酶可帮助胃肠消化食物，同时咀嚼还能增加人的饱足感。

曾经我和了了都是资深的胃强脾弱者，为大家推荐烧饼、烙饼、糌粑、米糕等食物。我们会把米饭捏得很紧致做成团子，小一点的孩子还可以吃更好消化的馍片。蔬菜类我们更推荐根茎类的，如土豆、南瓜、山药等，这些都是入脾胃的食物。

接下来我们说说运动。

很多胃强脾弱的孩子阳气不足，动起来很难。因为运动本身也是一把"双刃剑"，虽然运动可以增加阳气，但如果是阳气特别不足的孩子，过分的运动也会让他津液损耗，所以很多时候懒也是对身体的保护。

胃强脾弱的孩子，他们有的容易有津液不足，也就是郁热的情况。所以，他们可以适当地晒太阳，但是如果太阳让他们感觉没有力气，也可以选择室内运动。从简单的蹦跳开始，捉迷藏、攀爬、翻跟头都可以，也容易操作。我们鼓励孩子在太阳不大的时候出去走路，一开始也许是 500 米，慢慢地变成

800 米、1000 米，你追我跑，我跑你追，设置路上的宝藏，让孩子去找，具体的形式大家都可以自己设定。

重点是孩子在运动的时候，是想不到要吃的。这是因为阳气起来以后，其实就在进行内部的运化，这种运化会让营养开始被吸收，那么身体就不需要通过额外的食物来自救了。

胃强脾弱的调理基本上是一个体质的调理。以上思路，并不是说做几次后孩子就会有大的转变，通常都是需要几个月，甚至半年的时间，变化才会一点点展现出来。

如果您找到合适的中医，能够帮助调理孩子的体质，则会加速进程。如果没有合适的中医，也不必过于担忧，很多个孩子通过日常生活的改变，问题就会得到明显的改善。

最好的调理，其实都藏在我们细微的日常里。

孩子会用零食填补内心的空缺

建国是我的一个女朋友，建国是我给她起的外号。

因为她是国字脸，做事有板有眼，条条框框，中正耿直，所以就叫她建国。

建国的孩子要她在放学后必须要给自己买一个吃的东西。要求上也很严格，第一不能是那种特别小的东西，第二不能是家里有的东西。如果有其中一条没有满足，孩子就要不高兴。

建国知道，每天买零食的这个问题，从一般的原则上其实是不应该的。一方面是孩子应该不吃或者尽量少吃含有添加剂的食品；另一方面是放学后吃零食，影响吃晚饭，还可能导致积食，大便拉得不好。建国的孩子经常会出汗、多汗，睡不好，晚上闹腾，影响大人的休息，大人休息不好，也很烦躁。孩子总是积食，情绪会不好，也会影响生长发育。

但是同时呢，建国也知道，如果不给孩子买吃的东西，孩子心情就会很差。情绪问题会直接影响中焦，可能也会引起消化不良的问题。

所以，这个事情的困难点就在于：买也不太对，不买好像也不太对。

我问："如果你只是给他买一点点，或者和他约定，只吃一

点点呢？" 她回答说："约定都会答应，但是只要我忙起来，比如我回家炒菜，打扫卫生，他就趁这个时间把东西全部吃完了。"我说："那如果你就坚决不买呢？或者吃一点藏起来呢？"她说："他会一直烦，或者动不动就哭，或者很容易发脾气。"

"如果你就让他哭一会儿呢？"

"那我熬不过他的。"

"你能不能就默默看着他的眼睛，看一分钟，什么都不做。"

"那总是要哄的啊。"

我忽然间明白，问题不在于买还是不买，在于她无法直面孩子的情绪崩溃。建国知道，自己一直很忙，孩子没有得到很好的陪伴。但她认为，如果要陪伴得很好，就一定要放下工作，放下事业，于是她不能面对孩子的坏情绪。她觉得自己面对这个情绪时，就必须要放下些什么才行。所以她用买东西的方式，回避了一次次的情绪挑衅。而孩子要一直买东西、吃东西，也只是一个情绪的结果，不是原因。

所以我们要做的并不是考虑买还是不买。而是要弄明白，他为什么要一直买。

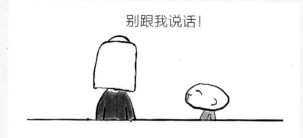

我观察过建国和孩子在一起的场景：她总是在看手机，孩子在旁边玩自己的玩具和游戏，会时不时地过来告诉她一些消

息，比如他做了一个什么东西，什么坏了，蚊子来了。建国一般就是回答，哦，好的，真棒。然后继续看手机。

中医认为，我们的身心系统几乎是完美进行智能运作的。如果一份感情没有得到回应，这个心神就会总是在外寻求那份回应，而身体就会感觉到虚。如果一直得不到回应，就会找一些别的方法帮助心神归位。

比如这个小朋友，**他感受不到情感的回应，他的方法就是买零食。**买零食代表妈妈给他的回应，买零食是妈妈为他一个人做的事。吃零食的时候，气血要回到到中焦去消化，就能够感受到身体的某种满足。虽然之后可能会积食、腹胀、便秘，但是至少能缓解不安。所以一直以来发生的，是孩子的自我安慰，是对妈妈的情感诉说。孩子想说："妈妈，你能不能好好看看我。"

其实，建国需要做的，只是每天和孩子有一些真正的交流。哪怕只有五分钟，这也很好。这个过程里，母子之间会彼此滋养。妈妈也会因为这样细致的小事而感受到身心的滋养。孩子踏实的状态，妈妈是可以第一时间感受到的。

对于敏感、有点虚寒的孩子的妈妈来说，就算我们做不到反馈式喂养，就算我们不会艾灸，就算我们不会辨证，就算我们不知道什么是寒什么是热、什么是虚什么是实、什么能吃什么不能吃……就算我们这些都不知道、不会做，我们也一定要知道一件事，那就是：**每天用几分钟的时间，用观察的态度，和孩子有一次深入的交流。**

什么是深入的交流呢？比如是这样的。

"妈妈，我想出去玩。"

"你想去哪里？"

"我想去水上。"

"为什么想去水上啊？"

"有一次梦见我在一个到处都是水的地方，一只大鸟带着我飞到天空上。"

"那是什么感觉？"

"好美啊。"

"你很喜欢飞的感觉吗？"

"喜欢。"

"你感觉飞的时候很自由、无拘无束吗？"

"对！谁也抓不住我，我想去哪儿就去哪儿。"

"你害怕有人想抓住你吗？"

"有时候有，有时候没有……"

"什么时候会有？"

……

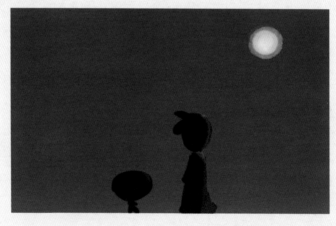

父母、家长要做的是在这些时刻认真地注视孩子的眼睛，感受他说的每一句话背后的心理状态。当我们能够越来越多地

感受到孩子的感受时，我们也会感觉到被这种连接滋养。这样的交流就会是一个双向的疗愈。

而对于那个买还是不买的答案是：都可以。

如果决定不买，当孩子落泪的时候，恰好就是我们倾听孩子的重要时机。

"攒肚子"的处理思路

小豆子 10 个月了，添加辅食以后大便频率开始降低。入冬以后，大便的频率就越来越低，有时候四五天，最长的时候有10 天。

西医对于宝宝"攒肚子"和便秘有一定的区分，对于"攒肚子"西医强调的特点如下。

1. 大便是软的，没有结块。

2. 大便量不是很多，就是平常一次拉的量。

3. 拉的时候不难受、不费劲。

4. "攒肚子"那些天肉长得很快。

5. 经常发生在未添加辅食之前纯母乳喂养时期。

西医认为"攒肚子"是一种发育过程中的生理现象，原因是消化能力提高，能够对母乳充分消化吸收，产生的残渣变少，不足以形成排便。也就是说，是因为母乳消化吸收得太好，就没有大便产生。

来具体看看小豆子的消化情况。

1. 舌苔厚腻，有积滞。

2. 拉大便的时候费劲，不怎么放屁。

3. 大便是软的、成形的、黄色的。

4. 睡眠不受影响。

5. 手心略有湿热。

6. 开始添加辅食，包括一些好消化的米面制品等等。

7. 入冬以来开始大便频率下降。

按照标准来说，这个不是"攒肚子"。

小豆子大便拉得比较费劲，没有屁，说明他的胃肠道的推动力是不足的，大便是靠气血推动运行的，就像一条船在河道中，如果没有人划桨，这条船就不会前进。气足够的时候，正常的大便会拉得很爽快，而且每个孩子每天都应该有一些屁，有屁说明了这个孩子的身体是在正常运行的。

舌苔厚腻，手心湿热，这是有湿的表现，也就是身体里是有代谢垃圾的。如果是"攒肚子"，那不会有舌苔腻和手心湿热的问题。

有朋友会问，如果是积食的话，那为什么大便不是干硬的？嘴巴不臭？每个孩子积食的时候，表现出来的形式是不一样的，小豆子的大便不臭不硬，睡觉可以，说明肚子里有代谢垃圾，但还没有到特别多的程度。

有一个关键词是，入冬以后，大便频率降低，在感到寒冷的时候，气血运动也会受到一定程度的影响，尤其是在小月龄的宝宝身上，由于他们的胃肠道本身还在发育之中，所以很容易出现消化和排便的问题。这就好像是一艘在河道行驶的船只，当水面结冰的时候，行驶的速度就会慢下来。

这样的便秘不算是病，日常可以通过推拿、食疗等来调理。小豆子的情况，辨证分析寒的部分更多，我们可以做的就是两个方向：一是帮助提高胃肠道的动力，二是用食疗的方式增加津液濡养脾胃。

推拿可以做以下操作。

1. 运内八卦，1 岁以下的宝宝每次 100 ~ 150 下。

2. 揉肚子：按顺时针方向，用手掌根部带动腹部的皮肉按摩，不要在皮肤上面摩擦，那样是没有用的。

3. 清大肠：1 岁以下的宝宝每次 100 ~ 150 下。

4. 补脾：1 岁以下的宝宝每次 100 ~ 150 下。

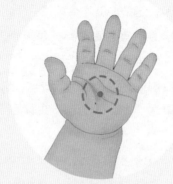

运内八卦

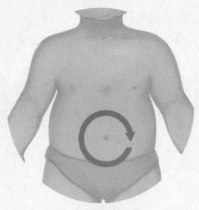

揉肚子

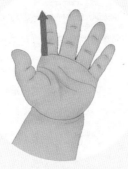

清大肠

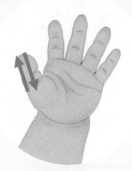

补脾

热敷肚子。不会推拿的妈妈还可以给孩子热敷肚子，以增强孩子的胃肠功能。用热水袋或者红豆包、粗盐包均可。后两者的方法是把粗盐或者红豆缝进一个布袋里面，要装得满一点、饱和一点，放在微波炉里加热一两分钟，热了以后放在孩子的肚子上热敷，要注意温度，不要太烫。

小月龄的宝宝在添加辅食初期，会出现大便频率降低的情况，这是孩子的消化系统在适应食物时的正常表现，我们可以给孩子一些机会锻炼对食物的消化能力，但是有时候也需要运用适当的方法帮助孩子适应。孩子很多天不拉大便，可能会影响到整体的发育，因为便秘的时候免疫力低，容易生病。

给小宝宝们经常喝米油就是很好的帮孩子适应的方法，因为米油有助于通便，既濡养脾胃，又补充津液。

说来，米油还是一个中药名，米油就是煮米粥时，浮于锅面上的浓稠液体，它具有补肾健脾、利水通淋之功效，主治脾虚羸瘦、肾亏不育、小便淋浊。宝宝初添加辅食的时候，如果遇到多天不拉大便，家长就可以熬米油给宝宝喝。大宝宝们有常年便秘、湿疹问题，也可以喝米油。

熬米油时，用大米或者小米都可以，或者大米和小米混合。大米可以买东北的米，因为东北地区的大米蛋白质含量较高，出油比较好，小米可以考虑山西或陕北的小米，蛋白质含量较高，出油好。南方的大米、小米也都可以。

米与水的比例建议：如果是用北方的大米、小米，米和水的比例可以是 1∶8；如果是用南方的大米、小米，水和米的比例可以是 1∶6 或 1∶5。

最好的熬米油的方法是用铁锅明火熬煮，大火烧开，转小火后不断地搅拌，直到上面的汁浓稠为止。当然也有懒人的方法是，用电压力锅，把米浸泡 2 个小时以上，煲 40 分钟出锅。除了锅面上的那些米油之外，还可以用漏网把粥里面的油过滤出来。

病案故事：一哭就尿

大约两年前我见 DD 的时候，他确实有点令人头大。他是一个情绪很容易失控的孩子。比如，他想要用一把特别的勺子吃饭，如果没有得到，他就会趴在地上一边打滚，一边哭喊，有时候还会攻击别人。

于是我仔细观察了 DD 的身体状态，想找到一些线索。

妈妈说，DD 一哭就要尿尿，或者情绪一激动就要尿尿，并且尿得不多。截至两年前，这个问题持续的时间已经很长了。正常健康的孩子在哭的时候，气血会往上焦涌动，中下焦的气血变少，但是不至于少到要漏尿的程度。DD 之所以会要尿，是因为气血的总量是不够的。**尿尿时，需要人身体的气来对膀胱进行收放、固摄，表现出来的其实就是肌肉的弹性、收缩的功能。**气血足的人，相对可以憋住尿，反之则就会有尿频、尿多的问题。

DD 的胳膊和腿摸上去非常松软，就像海绵蛋糕，整个人抱起来的体重相对轻，腿细。走路的时候，他的脊柱挺不直，腿脚比较软，走出去的每一步，脚没有很稳健地踩在地面上，但当他趴在地上的时候，人很难把他抱起来。

肌肉里面的气血充盈时，四肢的弹性很高，肌肉饱满。健

康的孩子筋骨肌肉是结实的，可能同样的体型前提下，偏重的孩子气血总量更多，肌肉饱满的孩子气血总量也更多。这样的孩子走起路来，或坐着的时候，会有挺拔、重心很稳的感觉。如果与这样的孩子交流，你会感受到这个孩子很稳，会主动帮助人，爱笑，不容易被事情影响，眼神不会飘。而DD的气是不足的，神是不足的。

DD的皮肤很白，但是白里面没有红润，很明显晒太阳的频率很低，很多时候他都跟随妈妈在工作室里工作，或者在室内看动画片，几乎没有户外活动。因为妈妈睡得很晚，所以DD也睡得很晚，通常要到晚上10点、11点才睡着，第二天起床也很晚，没有日照，没有运动，晚睡，情绪很不稳定，无法独自游戏，胆小，常常尖叫、哭闹。阳气不足，日照不足的时候，不只是人，世界上很多生物都无法生长。

DD的尿大多时候清长，是寒。胃口不好，不吃任何蔬菜，不吃肉，甚至重口味也不吃，只吃少量主食，大多时候吃一些零食充饥，之后就不吃饭了。这说明脾胃动力不足，不能消化吸收食物，也是寒。

大便虽然每日1次，但有不消化物，3岁以后仍然在喝奶粉，每天奶量有300毫升左右，但明显没有被很好地吸收。水虽然喝得多，但是一喝就会尿，也是虚、寒。

舌头伸出来的时候，不能平铺，会卷起一点，这个说明舌头太大了，水饮很多，代谢不了。苔很腻，并且舌根处苔厚，说明问题在中焦、下焦，而且问题持续的时间比较久。综合以上来看，DD的问题主要是寒，基本没有热。

情感上，DD妈妈一边创业，一边照顾他的生活。爸爸疼爱孩子，但也是非常忙碌，经常不在家里，有时候DD要好几天才能见到爸爸。奶奶偶尔会过来帮忙照顾孩子。

DD妈妈是我的朋友，她的状态是这样的，说话很快，话很多，有很多要表达的东西。再看她的舌苔，判断她中下焦有淤堵，并且有湿热的问题。中下焦淤堵，气就堵在上面下不去，有的人表现是一直要批评，有的人表现是一直要唠叨倾诉，有的人表现是动不动就发火。

DD和妈妈的相处模式是这样的，妈妈心情不好的时候，DD也会第一时间开始找茬，耍赖哭闹，由于妈妈心情不好，没有能量安抚孩子，所以用的都是"吃个好吃的"或者"再闹就关进小黑屋里"等简单粗暴的策略。而在妈妈心情好的时候，回想之前亏欠孩子的种种，又会没有底线地满足孩子任何要求，比如，买一屋子玩具。因为买了玩具，妈妈心里会觉得自己没有亏待孩子。

而DD并不会因此得到安慰，因为他真正需要的并不是玩具，而是妈妈真情的关注。他一直想要取悦妈妈，把心神都放在情绪不稳定的妈妈身上，没有放在自己身上，神不足，气就不够，自己的身体就不能好好地工作。

总体来看，DD妈妈在情感上没有安全感，喜欢用外在的事情来找到自信，比如，她会因为自己胖了一两斤就开始禁食很多天；她会疯狂地购买一些可能并没有太多用处的东西，比如首饰、衣服、化妆品等。这些并不能给她带来长久的安全感，她需要不停地找补给，所以注意力放在自己身上更多，而不是孩子身上，孩子感受不到母亲真心的关注，安全感上就会缺失一些。我们知道了问题所在，就有办法。

当然并不是每个一哭就尿的孩子都像DD一样，我们可以仔细地去观察，他的消化能力如何、睡眠如何、情绪如何、家庭氛围如何，他的问题是中焦问题还是下焦问题，只要找到方向，就可以有解决思路。

我曾经建议过 DD 的妈妈对孩子进行调养，比如改变生活方式、运动、改善睡眠、推拿、艾灸等等，但是他的妈妈因为自己的问题没有解决，常常找借口说忘记了，或者说没时间。之后我就决定先看看妈妈自身的问题。

方式主要是倾听，有方向地向她提问，尝试让她表达出内心的渴望。但我并没有给她解决方案，只是让她自己更了解自己，更清晰地认识自己。然后遇到问题的时候，先尝试去觉知，再选择如何做。

妈妈的问题有出路，孩子就能被妈妈照耀到。这是问题的根源，如果妈妈可以被疗愈，孩子就好了一半。

妈妈们也可以尝试自我沟通、自我问答，可以写流水账，也可以录音。

之后是 DD 的调理，因为中下焦都寒、气不足，我的建议是艾灸。艾灸神阙、关元、命门 3 穴，可以温补中下焦，用温灸的方式，每天 15～30 分钟。起初妈妈艾灸的时候没有耐心，但是如果突破这个关卡，静下来的时候，妈妈给孩子艾灸，也是在给自己调气，同时孩子可以感受到妈妈的爱。

食物上断掉奶粉，换成米浆，从粥和烂面条开始，根茎类蔬菜中稍微厚重的可以补益中下焦，比如土豆、南瓜、山药，可以先少量尝试，观察后进行调整，烹调方式以蒸煮为主。大便含有不消化物的情况有所改善之后，可以逐渐增加需要长时间咀嚼的食物，比如饼、米饭、少量肉和蛋等。

早上醒来，要让阳气升发，可以喝一杯生姜红糖水，中午要午睡至少半个小时养阳，晚上 9 点之前入睡，入睡前泡脚，每天早上户外步行 1 个小时以上，增强脾胃功能，补益气血，增加肌肉。

孩子想看动画片的时候，建议爸爸、妈妈多与孩子聊天，多聆听，不做太多教导。把家里的玩具收起80%，留下一些需要动手能力、声光刺激少的玩具。每天让孩子和妈妈一起做一些力所能及的家务，比如整理房间。做到有计划、有节奏地生活。

现在的 DD 已经不那么多尿了，有一次见他，他能清楚地表达自己的需要。蔬菜、肉、蛋、米饭、面条他都愿意吃了。但是睡觉还是有点晚，容易感冒。这还需要家长继续仔细地照顾。

惊吓对气和脏腑的影响

几年前，我请了一位中医大夫看孩子的身体状况。这位大夫受过数十年的训练，对气的感知非常敏锐，一摸孩子的背部，就可以感觉到孩子脏腑之间的气血情况。他说，孩子小时候受到过多次惊吓，某些地方的脏腑受到了影响，这样会影响到孩子的脾胃发育，性格上也会容易有魄力不足的问题。

由于孩子确实在 2 ～ 3 岁的时候受过很多次的惊吓，其中包括意外的砸伤、烫伤，不恰当的断奶分离创伤，被小朋友欺负，初上幼儿园的惊恐等。当时都没有处理得很及时，乃至于影响了很长一段时间的睡眠、食欲、大便等问题，所以当这位中医大夫说起时，我频频点头。

从中医的观点来说，小朋友的特点是脏腑娇嫩，形气未充。意思是各方面都没有发育好，还不稳定，很容易波动，惊吓就是其中的一种从意识影响身体的方式。

所以，很多中医大夫对于惊吓的观点都是：要密切观察，及时发现，及时解决，否则时间久了容易形成身体上的病灶。

我们可以回忆一下自己受惊吓时身体上的感受。比如小时候忽然被老师要求叫家长，比如走得很快的时候忽然摔了一大跤，又比如看恐怖片时忽然出现的一个可怕的场景，或者遭遇意外事故、听到亲人的噩耗，那些时候我们身体的感受是什么？

有人描述那种感觉就是忽然愣住了，头皮发麻，感觉自己无法做任何动作，无法说任何话，好像大脑不会运转了，无法思考，这种情况会根据惊吓程度持续一段时间。这些感受就是中医所说的心神散了、气乱了的情况。

身体的正常运转是气来推动血和津液的运行，气来推动脏腑的运动，气的动力，是来自我们的心神。**而心神的散乱，则是由于外在和内在的事件给我们带来的心理影响。**当然，惊吓只是其中的一种，更常见的是心理疾病。

心理问题绝大多数都有着身体上的反应。在心理治疗过程中，有时候经过对患者的精神分析或催眠后，患者身体上的某些问题也随之消失了。而有时候治疗生理问题之后，患者的某种不良情绪消失了，以往害怕的不怕了，焦虑的不焦虑了，纠结的不纠结了，也原谅了生气的对象。这些都是我们常常说的，心身一体，心身相互影响的现实证明。

我们再来看看具体判断惊吓的方法。

1. 在孩子睡着以后，**摸孩子的小天心、内劳宫穴、中指指根**，如果在其中任何一个地方摸到有脉搏跳动，而且孩子长期有这个情况，大概率是因为之前被惊吓过。

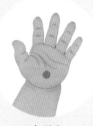
小天心

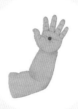
内劳宫穴

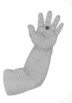
中指指根

2. 心神不稳定和受过惊吓的孩子睫毛都很错乱，不是根根分明的，而是交错在一起的。男孩子的阴囊可能会松弛干瘪，阴茎是软塌塌的，还有的孩子晚上无缘无故地哭闹，噩梦惊叫，或忽然山根（鼻梁）发青。

3. 受惊容易导致疾病的发生。孩子生病后很难痊愈，也有可能是因为孩子受到惊吓后生了病，这个惊吓没有处理好，身体无法自愈。

4. 情绪和精神方面，相对比较虚寒的孩子可能会出现注意力非常不集中的情况，和他说什么都听不进去，情绪特别不稳定，无法沟通，心不在焉，或者特别蔫、嗜睡，甚至是昏睡。体内积滞比较多的孩子会容易暴躁，动不动就大哭、发脾气，一触即发。

5. 前三条有其中一条就可以做判断，第四条作为辅助判断。

上面所说的对于判断慢性长期的心神不稳定也同样有效。一些敏感的妈妈会发现孩子并没有遭遇意外的惊吓，也会有睫毛乱、注意力不集中、情绪一触即发这类情况，那就有可能是一种慢性的情绪影响导致的，比如父母长期冷战、妈妈身心状况长期不佳、没有高质量的沟通和陪伴等。以下给大家推荐一些处理的方法。

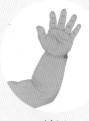 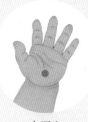 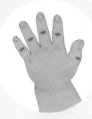

神门　　　　　　小天心　　　　　　五指节

推拿：按揉神门、小天心和五指节。根据孩子的年龄大小和受惊吓的程度来做，比如 3 岁左右的孩子每个穴位做 150 次，每天可以做 2 ~ 3 次，直到惊吓的影响解除。

朱砂粉：用食指点一些朱砂粉涂抹在孩子的印堂穴和手脚心，量不需要很多，睡一晚。朱砂的毒性是需要在高温 2000℃的情况下才可以透出来的，这里是外用，所以家长不用担心毒性。

李辛老师还提到过一个治疗惊吓的小茶方。具体方法是用朱茯苓 10 克、生甘草 2 克、生龙骨 15 克，泡水喝，口渴的时候就喝一点，喝两三天，大人也适用。

妈妈还可以在孩子快要睡着的时候（眼睛闭上了，但是又能够听见外面声音）小声地在孩子耳朵边呼唤孩子的名字，同时说一些安慰的话，比如"宝宝别怕，妈妈在这里，宝宝别伤心，妈妈会保护你"等。这类似心理治疗中的催眠疗法，就是在孩子最放松的时候，最容易被正向的话语力量影响。

有的孩子受惊了很久，大人却一无所知。有些惊吓和情绪发生的时候非常细微，不易被察觉，甚至都看不出这个孩子有什么情况。但是可能你会慢慢地发现一些事情在变化，比如一些情感、习惯、身体的问题。

孩子为什么会受到惊吓，为什么会有心神不稳定的情况？他在担心什么？他内在有什么是焦虑的？他恐惧什么？因为孩子们并不完全会表达情绪，甚至很多大人都不会表达情绪和情感，这就需要妈妈们仔细缜密地观察和学习。**但是如果你真的不知道，至少可以做到下面这些。**

1. 倾听孩子说话，陪伴孩子，拥抱孩子。抱孩子的时候要真诚一点，不是那种"我抱抱你，你赶快好起来吧"，不是那种有目的性的拥抱和倾听，是真情实感地去感受这个孩子身体上到底在经历着什么。

2. 让大自然帮助孩子养神，带孩子去公园里散步，或者做他有兴趣的运动，去玩沙子、泥巴，或者只是在大树下坐一会儿。

3. 早一点睡觉：睡觉的修复，尤其是晚间的修复极为重要，如果爸爸妈妈们睡得很晚，晚上 11 点还很兴奋，孩子也会受影响不想睡。对于睡觉的时间，可以约定几点钟就要进入入睡模式。

4. 最重要的一点是，整个家庭对孩子的状况变化都要有所了解和觉察。大人的心神要先保持在一种稳定又敏锐的状态，有亚健康问题的，要先处理自己的亚健康问题，有不健康习惯的家长要先改掉自己的习惯。其中包括：减少看电视和手机的时间，减少去人多的地方或聚会的频率，减少食用重口味食物和零食。

病案故事：入睡难

大约有半年的时间，大云的孩子就没早睡过。而中医老师们说，孩子们日落 2 个小时后就要睡觉。睡得好，就长得好。

大云时不时地会让孩子早点上床，有时候 8 点上床，有时候 7 点半就上床了。但是这孩子上了床，先是要求讲故事，关灯之后，还要聊天。讲完故事，聊完了天，闭上眼睛，就开始辗转反侧。有时候翻 1 个小时，有时候翻 2 个小时，到睡着差不多也都是晚上 10 点多钟了。

这个辗转反侧的时间之长，简直就像是一个心事重重的大人。对于有强迫症的大云来说，实在像是一种胸口的抓挠——看上去呼吸好像很均匀了，大云刚刚放下心来，结果孩子就来了一句："妈妈，我想尿。"盖上被子继续，呼吸很均匀，大云再次放松下来，准备拿起手机看看消息，孩子说："妈妈，我也要看……"

基本上，每天在床上要折腾、蹦跶两三个小时。作为一个妈妈，每天晚上本来是想享受一会儿安静的时间，但是这个孩子就是没办法配合。于是大云就决定好好地解决这个睡觉的问题。

她了解到，晚上过度的刺激会让孩子的神无法收敛，睡不着觉。大云就尽量保证晚上一律不开电视机，不带孩子去太热闹的地方，不参加聚会。

她还关注到，孩子的大便不是很规律，尤其是在幼儿园的时候，大便比较硬，也常常比较臭。而孩子的舌苔长期都是白厚，甚至是黄厚的。上幼儿园开始，就基本没有见过正常的舌苔。如果食物消化不了，胃肠道的工作会持续到很晚，孩子就会难以入睡。入睡晚又会影响到第二天的消化吸收，久而久之会影响到生长发育。所以有一天大云发现孩子的脸色很黄，身高比同班小朋友都矮了一点，体重也没有长的时候，她意识到这个问题的症结在于脾胃，在于消化。

她大致地向老师说明了情况，要求幼儿园的老师给孩子减少点心的量和种类。有时候说得多了，老师还会教育她："你越是焦虑吃的，孩子越不好啊。"

再后来大云又想，那不如就每天严格坚持运动。于是她就决定，每天放学带着孩子运动。既然控制不了吃，那就管控消化能力。

接下来差不多半年的时间里，她带着孩子每天走路回家。路程并不长，但是这孩子从小就体力差，3 公里不到，走走停停，要走 1 个小时。一开始孩子会累，后半段大云就背着他回去。再后来慢慢适应了，孩子自己也可以走完全程。

从夏天到秋天，再到冬天，一直坚持这样运动，有时候走到家里，天都已经完全黑了。大便的情况有所好转，消化能力也有所提升，只是睡觉还是晚。

于是，她给孩子睡前做按摩，包括工字型搓背、按摩肚子，不管是帮助消化也好，还是帮助气血通畅也好，她按照中医老师教的那样去做。但是效果甚微，晚上睡觉晚的问题并没有改善，睡前该辗转还是辗转。

整个冬天，大云的孩子因为几次吃得不对，不是在流鼻涕，就是在咳嗽，舌苔厚腻。孩子的脸颊两边暗暗的、黄黄的，瘦了一圈。好了又病，或者病没好透就又病，这样反复了一个冬天。

到了春天，孩子在一次感冒之后，开始持续地倒吸鼻涕，尤其是在睡前的时候。辗转反侧之外，还要再加上一个倒吸鼻涕。孩子睡不着的时候，就像千万只手在她的心上抓挠。她心想，她为了孩子健康付出了很多，学习辨证，仔细地照顾饮食，坚持运动，怎么弄到现在，孩子不仅没有睡好，还发展成鼻炎了。

难道自己都做错了吗？为什么运动是无效的？为什么按摩都是无效的？

在一次长时间的静坐之后，她隐隐约约觉得，一定是某个环节出了问题。当她把之前学习过的中医课程重新复习了一遍，忽然想起了中医老师的一句话：

"到了晚上，阳气逐渐收敛，很多家长让孩子这个时候运动，反而会影响阳气的收藏。"

她恍然大悟。

从冬天开始，很早就入夜了，但她还是坚持每天的步行，持续到很晚。没有顺应天地的收敛，等到睡觉的时候，阳气还没有阖回来，心神还没有收回来，这个睡眠就自然无法进入。这就像夜跑的人，应该也不能很早入睡。为什么这个运动可以一定程度地促进消化，却总是不能直接帮助睡眠呢？因为虽然运动助力了消化的进程，但是让阳气过度地耗散了，该收敛的时候没有收敛。阳气正常应该在早上生发，晚上收敛。如果晚上不能收敛，早上就不能生发。

而鼻炎的治疗主要就是从太阳、太阴上入手，就算是有一点郁热，注意调养一下即可，不用重点处理。

回顾之前的感冒，她主要是以补津液、和中的思路为主，寒邪一直没有处理干净，这个邪气同时也抑制着阳气的生发。所以就会持续着入睡困难，感冒也一直不能痊愈。

身体能量不足到了一定程度，要阖得多，开得少。睡觉是阖，运动是开。如果本来就睡觉睡不够，再晚上去运动，去开，就会更睡不好。大云的孩子就是典型的这个情况。

说白了就是一句话：感冒没治对，阴阳都没有养足，就不要固执地去锻炼身体了。

大云之后做了如下处理。

1.她找了幼儿园的老师谈话，在饮食上严格管理，自己带饭，保护好孩子的中焦，让他运转得顺畅。

2.晚上放学坐车回家。如果早上起得早，上学路上就稍微走一走。

3.在处理寒邪的问题上，大云选择了生姜红枣汤，给孩子晨起的时候喝一杯，帮助阳气升发。也时不时地艾灸一下神阙、命门和关元 3 穴。

4.在给孩子做按摩的时候，安静下来，把注意力完全放在孩子身上。

大约这样做了一个星期后，孩子晚上上床，没有再蹦跶。倒吸鼻涕的问题也得到了改善。

你看，学中医是一个自我折腾的过程。有时候不是中医不对，是自己的理解不对，而真正的领悟也只有在执行了之后才能通晓。

第四章
妈妈的烦恼与开阔

爸爸妈妈的阴阳分工

有一次，我们聊妈妈的成长和努力，之后有个朋友留言说，这些努力都是妈妈做的，那爸爸呢？爸爸去哪了呢？

爸爸在做的事情是什么呢？

也许是这样。

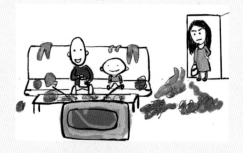

也许是这样。

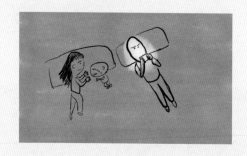

也许是这样。

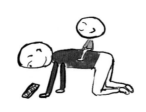

也许是这样。

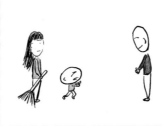

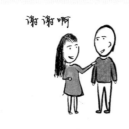

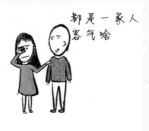

说一个很常见的场景。

孩子晚上发高热，妈妈可能初学中医，还没有完全搞懂中医辨证，但不想使用抗生素治疗，不想带孩子去医院，想让孩子在家吃中成药自愈。爸爸对中医更不了解，对这个要用的中成药也不了解，对小孩的生病情况不了解，对于妈妈使用中成药的信任度非常低。只是凭经验来看，爸爸觉得应该是先去正规的医院检查。两个人就会为此争执。都是因为心疼孩子，两个人表现形式却不同。

如果非要说哪个人错了，我们是给不出答案的。妈妈是想避免滥用抗生素治疗的副作用，想避免对孩子脾胃的伤害。而爸爸是不想冒险去做不确定的事情，无论妈妈说得对不对，只要是不确定的，都有风险，而且这个风险是由父母和孩子自己来承担的。而如果去医院，这样的风险就会很小。

这个场景里我们看得出，妈妈更喜欢追求完美，而爸爸追求的是最低安全线。妈妈更愿意做尝试，这个是女性的阴性能量，是柔和的、接纳度高的，但边界是模糊的。而爸爸的边界更清晰，这是男性的阳性能量，是规则的、方正的、直接的、客观的。

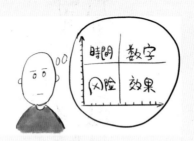

还有一个常见的场景。一家人出去逛超市，爸爸呢，拿了预先想购买的东西就去付钱了，而妈妈在超市里逛了很久之后，除

了购物清单上的东西，还买了一些"买一送一"的酸奶，和打折的卫生纸。出了超市，一家人下馆子吃饭，妈妈问爸爸，吃什么饭，爸爸说："都行，随便。"妈妈去点餐的时候说："来一个牛肉面，两个番茄炒蛋套餐，套餐不要葱，不要香菜，鸡蛋要荷包的，再浇点卤汁。"

妈妈容易动感情，更敏感，感知到的东西也更多，生命的色彩也更多。而爸爸呢，总是在拒绝多样化。这个拒绝代表设立防御，好像是对外界说："我知道我要去哪，不要打扰我。"

再说几个我和我父亲相处的场景。我从小一直被父亲骂，从小学骂到初中，从高中骂到大学，骂到结婚生子。虽然我烦他的方式，但我却一直在按照他的方式做他曾经做的事情。

如上大学以后，我经常会情不自禁地教育同学，工作以后，经常会情不自禁地教育同事、朋友。我最常说的词就是"你看看你，你看看你"。而我爸爸经常会说的词是："你看你！你看你！"

我父亲的沟通喜欢单刀直入，比如有一次他让我向一位叔叔打招呼。我不想做，只是笑。他就揪着我的领子，把我拉到那个叔叔面前让我必须大声打完招呼才松开我。而我呢，有一次和同学发传单，一个同学不愿意发，一直在那里坐着，我作为组长就上去揪住他的袖子把他推到人群里去。

我父亲教会我做饭，后来他做的饭不好吃了，我不爱吃，就做别的。我做了一些新鲜的，后来还是觉得更爱吃原来家里的菜，所以直到现在，我都是按照他的基本步骤在炒菜：先热锅，再倒油，翻动一会儿，稍微加水，盖上盖子，关火，焖一会儿再出锅。

我父亲对人要求非常高，对自己的要求也很高。后来即便到了快退休的年纪，他都一直对自己很苛刻，是"如果你骄傲，你懈怠，天就要塌下来了"的那种苛刻。

而我也是很多年里不工作到晚上 11 点都觉得对不起单位和领导，每次和同事沟通，都要找到一种意义和价值，否则就觉得是无用的沟通。并且我会不停地在任何对话中承认自己的各种错误，永远不肯放松……

对于我父亲来说，他就觉得他这个是坚持，我这个是倔。

我父亲和我为啥那么倔呢？我想了想，是我爷爷倔。

然而，我所有的生活规则都要归功于父亲。他影响我的那些正面积极的方面有：不说假话，说话算话，维护正义，站有站相，坐有坐相，严格按照行程表出远门，严格按照规则对待人和事。对于我来说，有父亲在的地方，我就会有边界感，不会糊涂，不会担心坏事发生。

如果妈妈是水，爸爸就是一个容器。如果妈妈是一片温柔的海洋，爸爸就是宽广的海岸，让我们放心踏实地踩在上面，去欣赏着海的风景。

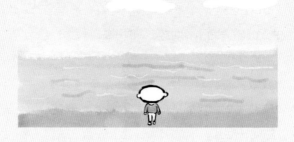

如果一个爸爸在家里不干活，不照顾孩子的吃喝拉撒，只是在看不下去的时候出来制止妈妈，这很有可能就是，他默默

地待在那里，就是一种他在干活的方式。但反过来如果让爸爸包揽所有家务带孩子，很有可能他会对此管理得更好。

如果一个妈妈学中医而爸爸不学中医，那爸爸就会专门给妈妈找出漏洞，这是保护的方式，以免太过或不及。而如果一个爸爸学中医，可能会更强调实证，并且一学就会学到底，因为他一开始就设立了开始和结束的范围，他知道自己要学到哪里。还有，如果一个爸爸在家里只会带孩子玩游戏，则很有可能在这些游戏里面，他教会孩子认识了这个世界。

当妈妈唠叨的时候，爸爸就会低头看手机；当妈妈不再唠叨、流眼泪的时候，爸爸就会开始讲笑话。而且爸爸的笑话总是比妈妈的多。

所以父母在一起的效应就是，当一个戏多的时候，另一个戏就要少。

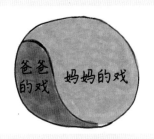

从身体的层面来看，中医认为父母是孩子先天体质的基础。父亲给的是阳的能量，母亲给的是阴的能量，一个孩子的身体里阴多的时候，需要阳来生发，阳多的时候，需要阴的滋养，看上去虽然不同，但却相互制约，共同发展。当阴阳不平衡的时候，孩子就会生病。

父母给的不同能量不仅表现在行为上，还有很多表现在身体上。因为爸爸的阳气，我们会发现爸爸的被窝比较暖和，因为爸爸的阳气，孩子肚子被爸爸按摩过之后，好像更舒服。

　　从调整孩子的方式上来说父母也有不同。孩子消化不好的时候，爸爸更喜欢带着孩子运动，更倾向于去消耗掉那个过多的阴，而妈妈更倾向于食疗，去补足那些不够的阳。这两个方向都对，也都要有。

　　我有个朋友，给孩子规定吃零食的数量，一次只能吃 3 个黑豆糖。父母二人都知道这个规则，但是如果孩子和妈妈在一起，吃完 3 个就会还想问妈妈要，因为她知道妈妈虽然凶，但也有可能心软。但和爸爸在一起吃完 3 个他就不要了，因为他知道爸爸虽然不凶，但爸爸不可能再给他。

　　有次那个小朋友问爸爸："为什么每次是 3 个？"

　　爸爸回答："因为是你妈说的。"

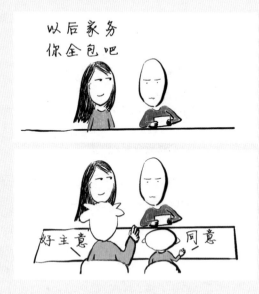

　　学中医之后我们知道阴阳是相互滋长，也是相互制约的，你中有我，我中有你。这就像妈妈和爸爸对于一个孩子来说，

妈妈给的是慈悲柔软、无条件的爱，爸爸给的是认知探索、坚定勇敢和清晰的方向。所以，如果要说一个家里爸爸的角色是什么，我想应该就是有效确保妈妈建设思想的执行，确保一个家不会走得太偏，保护一个家不绕弯路。

相信生命的本能

 ## 让生命流淌，按照它本来的样子

2017 年夏天，我与两个朋友出行去杭州学习中医脉诊。高铁上的空调非常凉，直击心肺。一个小时之后，我们哆嗦着下了高铁，打到一辆出租车。我们三人一起上了车，再次感受到如高铁上那种彻骨的寒意，于是我们一致要求司机关掉空调。记得当时是三伏天，加上我们的路程并不短，需要至少 30 分钟的车程，司机关了空调之后，把窗户开得很大。

南方的这种混合着湿热的风扑面而来，司机开始显得有些烦躁，他时不时地看后视镜里的我们三人，而我们正享受着这股暖风。最后他忍不住地感叹了一句："哎，你们到底是从哪儿来的！"话音一落，我们三个人笑得前仰后翻。

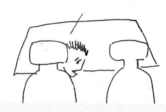

从赤道来的？

阳气虚，我理解的就是阳气不够，热量不够，动能不够了。所以阳虚的人容易怕冷。而我们就在这个过程里感受了短暂的阳虚。因为在高铁上挨了冻，阳气开始不足，下车后的暖意让我们的毛孔打开呼吸热风，身体需要这些热风调节体表，但是这个动作还没有完成前，再进入空调环境下，打开的毛孔会很快吸入寒气。所以我们要求关空调，其实是很本能的动作。

中医里会提到道法术器，这是中医对于疗愈、整体生活、生存、世界的一个基本排序。器就是工具，术就是方法，法就是思想。这三个很容易理解。一个人生了病，按照辨证的思想，无论是八纲辨证，还是阴阳的思维去分析原因（法）；通过原因去找治疗方法（术），是开是阖，是补是泄，确定下来；最后再确定工具（器），是用药、推拿、艾灸，还是拔罐、刮痧，抑或是用心理疗法。而在法、术、器这三个之上的最高指导，是道的指导。

抛开道的指导，法、术、器，可能会没有效果，或者有时候会有一点点效果，但是它并不总是有效，或者不是完全有效的。

对于道这个词，我感受了很久很久。后来我发现，我无法用语言来准确地形容它。对道的感受，最初的理解是来自一开始说到的，身体本能的，对生命活动的保护、运作。一个人在受寒的时候，会通过提高身体的体温，然后开始打喷嚏或者发热，把寒气逼出去，从体表也好，从排泄物也好，就算这个人的正气非常不足，他的身体至少也会第一时间关上毛孔，来防止更多的寒气进入体内。

如果这个人发热得很厉害，他很自然地要躺下休息。因为更多的能量是在解决邪气，没有办法支持到更多的生命活动。

妈妈的烦恼与开阔

同时这个人也可能要喝热水，来供给发热过程中津液的损耗。这是一个很短暂的对受寒的反应。身体做的一切，都是为了让这个人好起来。

从更长的时间中去看，如果一个人得的是慢性病，三年、五年、十几年、二十几年的病，某个症状反复地发作、定期地发作。从中医的角度来看，发作之时就是一个好的治疗时机。很多病表现得很隐蔽，实际上是因为身体没有足够的能量去反抗，而反抗的时候，就比较像是吃饱喝足了，继续打仗。

这样的疾病治疗起来的时候必然会经历一系列的排病反应。以往吃错了，治疗错了，积累下来的东西，这些"债"都要还。我记得一个羊老师治疗过的小孩，一开始是湿疹（其实那个时候身体里的寒湿垃圾已经很多了），后来是鼻炎，再后来就变成了哮喘。那个孩子不过 5 岁多，但羊老师的形容就是，这是一个"喘家"。

之后的调理过程很有意思，哮喘好了，鼻炎、咳嗽又出现了，鼻炎、咳嗽好了，湿疹又出来了，最后湿疹治好了，才算是真的好了。其实每一个症状都是身体对问题处理的表现，比如湿疹是希望通过体表排邪气，鼻炎是希望通过流鼻涕排邪气，而哮喘则是要通过咳嗽排邪气，或者至少是要提醒到人，你需要认真地重新审视你的生活了。

我还看过一些重症的案例，在治疗的过程中会出现呕吐，严重的腹泻、吐血、便血，剧烈的咳嗽，甚至是情绪上的剧烈反应，比如大笑、大哭等。重症的治疗过程中患者虽然有点难受，但这是对每个身体反应的尊重。

这些画面，是我最初理解的道，是关于对本能的尊重。

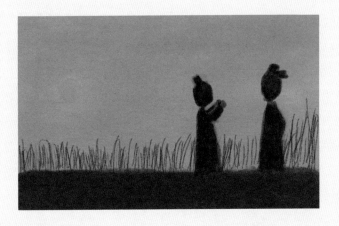

  接着我接触到了一些中医老师，他们并不像我们想象的老中医那样朴素节俭，用药精简，为人厚道，经常打坐吃素、坐而论道，而是会买名牌，会用香水，会玩密室逃脱，是在这个时代潮流中的。曾老师是其中一个，她是一个漂亮的中医女博士，家中五代行医，但是看她不穿工作服的样子，你一定不会知道她是一个医生，也更不会想到她是一个中医。

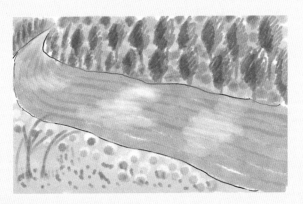

  她自己开了一个微信公众号，内容从疾病到减肥，从育儿到身材，从文学到艺术，从哲学到夫妻那些事情，涵盖生活的方方面面。她不仅和你聊中医，她还会聊她的感受、她的琐事。

215

同时她也很会"自黑",会把自己的丑事拿出来供大家娱乐,把自己的骄傲、纠结、懊恼都拿出来说。她会跟你说一些可能常人觉得不合逻辑,甚至是匪夷所思的事情。她的文字里没有太多评论,但是却有很多生活的呈现。和她聊天,不像和德高望重的老师那样拘谨而有压力,和她聊天,她不会以老师自居,虽然她真的很会看病。

我喜欢这样真实的老师,她生活的样子,我想大概就是道法自然。

生气只是在表达一种生命动力

第一章

第二章

第三章

第四章

　　我从十几岁开始看关于心灵抚慰的文章，最不能理解的就是两个字："放下"。

　　我很受伤的时候，文章中会说"你放下"。这就好像"生气"是一个拿在手上的东西，往地上一放就不生气了。

　　当你继续生气的时候，周围的人们会说："你看你还在执迷不悟，还在执着，不要执着了。"他们还给你贴个标签："不会控制情绪的人，情商很低。"

　　如果你还在反复生气，他们会说："情绪不好会让你生病，情绪不好会让你的孩子也生病。你看，因为你的坏情绪全家都病了！连你家猫都病快快的！"

　　直到你不敢生气，不敢有情绪，不敢对人倾诉的时候，直到你满面僵硬地傻笑的时候，他们就会鼓励你："你终于放下了。"

　　但你可能并不知道自己生气的根本原因是什么。

　　其实，生气这个词是有原理的。生就是生产、制造，气就是我们身体里流动的能量，看不见但是可以感受得到。当我们提到情绪问题的时候，并不是代表说，你不能生气，而且还要一直保持着冠冕堂皇的傻笑。

生气的时候真的是会有气生产出来的，你的气在胃，就会胃疼，比如常说的"气得胃疼"。有人会头疼，还有人会睡不着觉，此时气是在头部聚集。还有人"气得肝疼"，那气聚集在肝部。还有的人气哭了，气是在头面部。气得胸疼，气聚集在胸部。还有人气得吃不下饭，气在胃。气得跺脚，气得想要扔东西、打人，气聚集在四肢，而且气会让我们那时的力气变得非常大。

但是，当我们把这样的现象只看作是一种动力，看作是一种生命的进展，我们是否可以利用这种动力呢？

一位心理治疗大师说，**身体的疼痛（或者不舒服）都是对身体的一种思考**。我很赞赏这个说法。**生气本身是因为要解决问题才会出现的。**

身体出问题的时候，气就会到有问题的地方，目的是解决那里的问题。感冒了，气往上面走，要流鼻涕排寒。发热了，气带动血升温，是为了杀死病毒、细菌。而咳嗽，也是气往上走通过咳嗽来排痰。甚至身体被蚊子叮了一下，气也会来帮忙，让你鼓起一个包，这个包里面有津液和血，帮助你祛除蚊子的毒素。

不只是人，连动物都有这样的身体功能，比如你射箭到一个动物的屁股上，它不会消毒，也不会绑绷带，也没有办法拔掉那支箭，那它会如何？它身体里的气会聚集在伤口那里，让这块肉溃烂，随后箭就会自动掉落。也就是说，它的身体做出了一个"舍弃一块肉保全身体"的最佳手术选择。

所以，**气所到之处，都是带着一种任务去的**，虽然不知道最终是不是可以解决，但都是带着解决问题的动机去的，这是身体的智慧所在。

🙎 生气的时候是渴望解决问题的

一个人生气发脾气是为了什么？无非就是想要解决问题。比如想要解决孩子不睡觉的问题，但是发现解决不了。比如想要解决伴侣乱扔袜子的问题，但是发现解决不了。比如想要人们对自己不要怀疑和误解，但发现无法阻止。比如想要解决有人说话伤人的问题，想要解决有人做事不认真的问题，想要解决吃得多但是又忍不住吃的问题，诸如此类。

生气的根本动机是渴望解决负面问题。这又有什么问题呢？一个会生气的人，才是一个活生生的人。

真正的问题不在于生气，而在于我们对待情绪的态度就像对待洪水猛兽。我们对待生气的态度，就像是看到毒药，要把它赶快藏起来。我们总是期待用和平的沟通方式来处理矛盾，但往往总是你把伴侣臭骂了一顿后，他才终于不再乱扔袜子了。有个朋友说他父母每个月必吵一架，但是吵完后的那个星期就异常夫唱妇随。我们总是期待我们的婚姻是一直甜蜜和谐的，但是婚姻里的真正的甜蜜不应该是与争吵相伴而来的吗？

矛盾会带来发展。伟人说的这句话一点也没错。

但是，这并不代表我们可以肆意地乱发脾气。我们在生气的时候，完全可以让自己在房间里发泄一下，或者出去走一会儿，哭上一阵子。也完全可以认真地告诉对方说："我生气了！"

你会发现，说完"我生气了"的时候，其实就没有那么气了。你甚至表达完愤怒之后，也可以真心地破涕为笑。我小时候有一次被我爸打，气得大声地嘶吼，虽然这不是很好的表达方法（不要借鉴），但是我吼完之后，我的鼻涕冒出来了一个泡泡，我们两个人都莫名其妙地笑了起来。这件事后我竟然睡得很好，没有噩梦，甚至还有点放松。我想这个就是释放后的放松，表达生气的情绪，继而治愈自己的情绪。

说"我真的好累"，不要说"我烦你"

大多情绪本身并不会让我们如何，身体的大部分长期问题并不是来自生气，而是来自对情绪的压抑和抗拒。

人一边生气，一边在气自己生气，这个气就无处可去，变成一个循环。但是如果你生完气就完了，那这个气就出去了。

悲伤也一样，你一直不让自己哭，身体里多出来的那个气就无处可去。恐惧也是，恐惧的时候你非要逼着自己勇敢，气就无处可去。

当然很多时候生气乱发脾气会伤害身边的人，我们就要在允许自己生气的前提下，不去打扰到别人。

那么，我们应该如何正向、真诚地表达生气呢？

第一步：当情绪来的时候，你要试着感受自己身体的气在哪里，在胃，在脚，还是在头？然后想象这个气在帮助我们的身体解决一些淤积的垃圾。比如说胃部的寒湿，就想象身体里的气推动着那些寒湿的东西，气带动着血在燃烧它们。这个画面也许会让你觉得你气得很有价值。

第二步：你要告诉自己，你表达自己的机会来了，你诉说自己苦衷的时候来了，你让对方理解的机会来了。然后你就正向地表达你的感受。

什么叫不正向的表达呢？比如我们经常在对方乱扔袜子的时候说："你就是故意的对吧？你能不能行行好！""你再乱扔袜

子，我就把你所有的袜子给你扔到楼下！""我嫁给你真是够够的了！""你爱扔是吧？我就让你扔个够！"或者有的时候，我们就是不说话，直接把袜子扔到楼下了。还有的时候我们就是继续收拾袜子，然后恨不得把袜子砸进洗衣机里，把洗衣机的门砰地一下关上。

这些都不是正向的表达，都容易让对方误解。

而我们真正的感受是："我真的很累，很想睡觉了，但是我也不想为难你让你去洗袜子，我也不想让你累，但我真的很累，你这样我很生气。"

"我也不想生气，但是如果我不做这件事，我就会觉得自己没有尽到责任。"

"我也不想生气，但是我不想做一个无能的主妇。"

"我也不想生气，但是我不知道要怎么说你才能帮我分担一些？"

认真地看着对方的眼睛把真实的感受说出来，你可能就已经好多了，不管对方是不是回应，毕竟期待对方改头换面就像期待对方睡觉不打呼噜一样难。

正向表达的原则就是：表达自己真实的感受，不逞能，不要强，把困境分享，把事件客观还原，允许困境不被解决，允许矛盾和生活可以相伴存在。

生活一直会有矛盾，它们有时候可以被解决，但大多时候，并没有被解决，只是被遗忘了。就像我爸总是逼我认真洗碗这件事，我忘记这件事时都可以好好和他说话。我自己会在心里想：洗不好碗也不会怎么样，我也不是非要洗好碗，也不想做洗碗冠军。

如果你觉得，实在不好意思真诚地表达，至少你还可以自己对自己说，写在纸上："我真的生气了，不知道该怎么改变。我不想生气，但忍不住了！"写着写着，你可能就会觉得负面情绪被释放了。

所以，直面情绪，不躲避，不伪装，不要害怕做自己。

完全投入地做家务，就是禅定

　　我 12 岁开始学做饭，最常做的两个菜是醋熘土豆丝和酸辣大白菜。

　　醋熘土豆丝的要点是，切土豆丝用的刀要锋利，最好稍重一些，这样不会有连刀的情况。切的时候左手要按稳，右手要快且准，如果要切出像线一样的土豆丝，从切片开始，每一片都需要拿起来看是透明的，如果稍微分心，土豆片就会厚，或者上面薄，下面厚，那切丝的时候就会出现困扰。在我心中，一盘真正的土豆"丝"，吃进嘴里是绵软而有层次的。

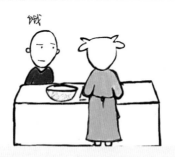

　　炒之前要用水浸泡过滤淀粉，醋要放红醋，量永远是少许，酸的程度应该是模糊的。我几乎没有在饭店吃到过我这个版本的土豆丝，后来的近 20 年我都没有放弃这个标准。

酸辣大白菜的要点在于出锅前焖七八分钟，耐心等，味道就会完全渗进去。醋和辣椒是大白菜很好的调和伴侣，大白菜的根部俗称大白菜帮子，是很有营养的部分，但是白菜帮子通常很硬，那个纤维不容易咬烂，所以就需要焖，需要用醋来软化，而辣椒则是用来平衡它偏凉的属性。

20 世纪 90 年代，白菜很便宜，到了冬天家里就会批发几十斤堆在厨房，所以那时候几乎每天都吃。焖白菜的时候就在一旁发呆干等，听着那个锅里"呲呲"的声音，看着冒气，听得多了看得多了，不用看表，也不用开锅尝，就知道它什么时候会熟，会软烂，会入味。火候到的那一个刹那就关火，用大碗盛，出锅前保留半大碗汤汁，可以浇在米饭上。

吃饭的人能感受到做饭人的状态好坏，做得认真且投入的饭菜，是养人的。

中医认为，人应该常常守静，不管是身体抱恙，还是情绪纠结。 心乱神乱身乱的时候，我们可以尝试去做一些简单平凡的事情，让自己慢下来。事情越是平常越是无聊，大脑就越能停止妄想过去和未来。暂停用脑思考和焦虑，就是养神，保养下焦的能量，肾精和元气才能得以逐渐充盈。

在烦躁、紧张的时候，气是短的，或者是没有稳定节律的，睡眠和消化能力也可以反映出异样。而专注的时候，呼吸会开始变得深长、缓慢，人的气机就能够顺畅。如果能保持这样的气机，就能够带来一些身体上的舒适和稳健，一些不通的地方就会慢慢畅通，一些虚的部分就会慢慢盈满。

整理房间就像整理自己的心

还有个朋友 S 是通过整理和清洁来疗愈的。

朋友 S 长期处于脾胃虚寒的亚健康状态。有时候胃疼，有时候腰疼，有时候一直清嗓子，有时候是鼻炎，还长期失眠。S 对自己要求很高，除了工作，她喜欢不断学习各种育儿观，希望把孩子培养照顾得优秀、健康且快乐。她把家里一面墙做成了书柜，要求自己定期看书，杂门杂类的都想做到触类旁通。在与她的聊天里，我常常能够感到她有很多精力、心血都耗在了"纠结"上，一直以来她都在选择、权衡，想要最合适的、最恰当的、最完美的。我能明白她，是因为我也是这样的。

有一年的春天，她搬进新房子，那段时间给她打电话都是在打扫和整理房间。因为有洁癖，她每天早上 5 点起来擦地，整理衣柜、书柜、碗柜，然后抹尘，那段时间她想不起来看书，也没担心孩子。渐渐地，她有了一些细微的变化。比如她一想起做一件事，可以很快做决定，恐惧担心的时间变得很少。体力上也有变化，有一次和她一起爬山，我快趴下的时候，她接过我的双肩包，继续往上走，身轻如燕。

那时候问她："还吃中药不？"答："不吃了。"

问："身体还舒服不？"答："感觉良好。"

问："还纠结不？"答："没工夫纠结。"

人的阳气足了，说话也是精简有力的。

整理柜子最痛快的环节在于扔掉不用的东西。曾经某一刻冲动买下来的东西，经过时间的沉淀，就能审视出它对于你的价值，用或者不用，多长时间用一次，我们心如明镜。把不经

225

常使用或完全不用的东西送人，也可以直接丢弃。你把一件件东西看过去，心里就会明白，自己曾经有多少次是依靠着某种兴奋的情绪去购物的。

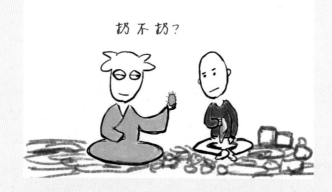

扔还是不扔，会有个犹豫的过程，但决定留下继续使用，或干脆忍痛丢弃，都是可以给自己身心减负的。我们被身心缠绕着的时候，最想要的往往是空间，那些不用必须做什么的空间。

看，整理的过程就像是把心里所有的记忆拿出来翻看，摆放整齐，不需要的丢弃，需要的好好珍惜。

坦诚感受，清理不必要的期待

2019 年过年前，我和小 C 秉烛夜谈过一次。聊的内容很广泛，包括她的小时候、少女时代、主妇时代；她的忧郁、她的努力、她的倔强；她的虚寒、筋疲力尽、中焦淤堵、下焦不足；还有她的性生活匮乏……后来她说："我要证明自己是一个牛人。"我问她："你为啥必须要当牛人？"她说："因为在我爸妈眼里，他们从来不觉得我牛……"

人为什么会累？因为做的不是真正渴望的事情，心就会累。有一个段子说，人必须要扔掉三样东西：不合脚的鞋、心里没有自己的爱人，以及逢场作戏的朋友。人要真诚地对待自己的心。

我告诉小 C，你可以把床底下扫一遍，再把床掀起来，让床底完全见光，让太阳好好晒一晒。

床底下是极少被人看到的地方，总会有一些垃圾，也总会有一些找了好久找不到的小玩意儿，当我们再发现的时候，都会觉得恍如隔世。父辈的时代人们会把最珍贵的东西层层包裹住，放在床底下的箱子里，然后给箱子上锁。东西虽珍贵，但鲜少拿出来把玩欣赏。我们内心深处的声音也是一样，只有夜深人静的时候，躺在自己的床上，我们才可能模糊地听到自己想要说一些什么。

黑暗不能被赶走，但如果光照进来，黑暗就会消失了。

我们要常常整理自己的身心，最好是一天一次，或者一个月一次，或者至少在年复一年的交界时期，做一次彻底的清理和整理。

我的衣柜里面会有很多一模一样的衣服，因为我常常会买两件同样的衣服，也会买同样的鞋，大概最近十年穿的鞋基本都一样，还曾经买过 3 个一模一样的手机。你看，我是一个很难放下过去的人，也是一个很难适应新环境的人，也是一个总学不会随机应变的人。所以我大多数的纠结、徘徊、等待、挣扎、怀疑，也都来自这种执着。

我们在做大扫除的时候，就会知道自己想要的是什么。我们把哪些东西放在台面上天天使用，把哪些东西藏起来放在私

妈妈的烦恼与开阔

密的地方？我们用坏了哪些东西？我们保留了哪些东西？我们的日记里记着什么？我们的微博里记录了哪些？我们删掉了哪些朋友？卸载了哪些应用？我们看见哪样东西会生气？看见哪样东西会沉浸在回忆里？整理的过程，都可以让我们更清晰地看到自己的心。

扔东西的时候，我们会知道，哪些是重要的，它们代表着什么？哪些是不重要的东西，它们又代表着什么？那些买来只吃了一次的保健品，那些只穿过一次就不想穿的衣服，那些看过几页就再也看不下去的书，这些用来伪装自己的东西，总是过不久就被我们打入"冷宫"。

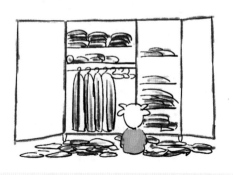

而整理打扫的过程，也是把我们放逐在外面世界的意志和欲望收回来，把放逐在外面的精力和气力收回来，回到当下，回到大地上，回到身体里。

我的奶奶一辈子就干了两件事，家务和农活。她很享受干活，同时，她的这种享受让她极少说话，开口闭口除了穿衣吃饭、洗碗下地就没有别的了。她就一直沉浸在每天的家务里，对生活没有什么要求，别人跟她说什么，她都说好，她有时候会有点糊涂，有时候会假装糊涂。她是我们全家唯一不认识字的人，但我们常常觉得，她才是最明白、最有定力的那个人。

叠被子、扫床，洗衣服、洗碗、洗毛巾，晒衣服、晒被子，摘菜、洗菜、炒菜，洗碗、拖地、抹桌子，刷厕所，整理桌面、衣柜、书柜、抽屉、书包，倒垃圾，洗油烟机，熨衣服，缝扣子，浇花，洗刷阳台，给娃换衣服、喂饭，一遍遍地教孩子怎么使用马桶，怎么擦屁股、提裤子，怎么打开、关上水龙头……当这些事情成为我们生命中的一种稳定的节律，是可以发展出力量的。

对于我们这些不再梳妆打扮，被1块2毛5的青菜追赶着奔向苍老，常被抱怨没干多少事还有很多情绪的老阿姨们而言，家务，就是绝佳的养心、修身的训练。

持续投入看似琐碎的家务，我们渐渐就可以从中看到一种自然运行的轨迹。正如许多悟道先辈所说，把心投入在每一个不起眼的事情上，就可以拥有一个静定的力量。

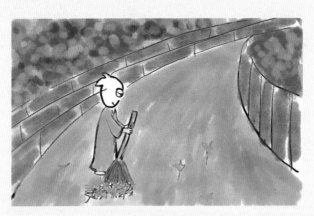

打开生命的笼子：
调心的方式就在生活里

几年前在李辛老师的课堂上，老师讲到一个案例是关于一个十几岁女孩的。

这个孩子整体身体状况还不错，但是有一些细微的问题。年纪小一点的时候生病时热证比较多，后来经过调理，还是时不时地会有一些热证，比如大便干燥、味道臭等。

这些症状其实是身体有能力处理疾病的一个特征。从全身照片上我们看到她的四肢是有力量的，肌肉也有弹性，面部整体比较饱满，肤色有光泽，没有明显的暗沉、发黄的情况。整体来说，阴阳平衡，气血足，身体内部是有力量的。

只是这个女孩的身心力量好像稍微有点不自然。比如，照片里的她两条腿并拢，背部也挺得非常直，就像是在军训一样，一张鸭蛋脸，嘴唇有意识地紧闭着，露出一个害羞的微笑。

你可以感受到，她在拍照片的时候好像是要刻意地显示出一种"完美"的状态来。老师说，这个孩子是那种对自己有要求的人，这种"要求"，容易让她的身体和心理产生紧绷感。事实也的确如此，这个女孩的妈妈讲述，孩子比较敏感，学习方面很努力，会因为很小的失败而心情沮丧。她不会把内心的情绪轻易向他人倾诉，而是会搁在心里。

从中医的角度来说，女孩是有一点郁，郁结的郁。

就像是一朵准备盛开的花，她不缺乏绽放的力量，但她会因为不确定自己是否能绽放而紧张。这个时候，就需要有人给她指引方向。中医角度来看，她算不上是一个患者，这只是她某个阶段的身心气质。如果想要有所调整，也是以日常生活为原点来做一些选择。

老师先给她找了一首歌，全场一起听。那是一首男声合唱的歌曲，整首歌似乎可以感觉到是一个军队在进军路上的战歌，有士气，有热情，有力量，而且重点是有方法，要知道自己去哪里。

老师建议她去参加合唱团，道理也是一样的，通过唱歌来抒发整理身心的状态，并且要有一些阶段性的目标。除此以外，还建议她做一些有力量的运动。

这些建议对于这个女孩来说，目的都是一样的，就是**让内在的力量不再慌乱，让力量有处可去。**去做了，这朵花就能绽放。

还有一个案例，是一个 40 多岁的女性。照片上看起来没有实际年龄那么大，面部和身体各个部位都很紧致，尤其是腿部，肌肉结实、圆润，肤色略黑但不暗。她自述自己身上比较容易长一些东西，比如某些增生、结节，但是都做手术割掉了。

和上面那个青春期女孩相似的是，她也需要通过合理的方式去释放自己的能量，利用自己的能量。从心理状态上来说，她可以利用自己的这些能量去做一些她一直想做但没有做的事。

她自述之前做过运动员，有很长一段时间都在进行高强度的运动，现在做财务工作，是公司里的优秀员工，一直兢兢业业。她有3个孩子，每天除了工作就是照顾孩子起居。然而这样的她却不那么享受自己的生活，甚至觉得这样的生活有点过于无聊，基本晚上很早就能入睡。

也就是说，她其实渴望和这个世界有深入的连接，她期待更多地发现生活中深邃的、动人的、美好的部分。但她也没有机会与世界深入连接，或者她还没有学会。生活中发生的事情对于她来说，都是浮于表面而不深入内心的事件。这样的生活即便安排得满满当当，她也不会因此而感到滋养。老师提到此处时，她的眼泪不停地掉下来。

老师给她的建议是，让她找适合的人定期、深入地沟通，学习感兴趣的课程，保持身心健康。另外就是定期请一个长假，不带孩子，抛下工作，独自旅行。每次十几天或者更久，为的是让自己和世界连接，和世界与人有深入的互动。

她的气质是在观众席中非常普通、非常不引人注目的那种。那节课下课之后，她开始和旁边的陌生人说话，打开心扉谈自己的感受，我隐约听到她对旁人说了一句："我过段时间就出去，走远一点，一个人走。"说完脸上充满期待绽放出灿烂的微笑。

调理身心的失调，并不是只有医生可以帮助我们，我们自己也可以帮助自己。

我有一个多年的好友菲子。她从小到大一直都挺健康的，而且精力非常旺盛，除了感冒，很少生病。但她在生孩子那一年身心状况特别不好。她说她生孩子后的那一年是人生最黑暗的几个月，她在月子里经常因为受到婆婆训斥而哭，出了月子后经医生诊断是中度抑郁。之后在孩子养育方面，她也经常被婆婆训斥。那个时候她常常觉得身体不舒服，睡眠也不好，吃东西也没有胃口。

她说能从那个长期的抑郁状态里走出来，不是因为吃药，而是因为吐槽。她产后恢复工作后，因为工作相对比较轻松，尤其是早上没有太多的事情时，她就会坐下来向同事们吐槽。大概每天会有一两个小时，她会把心中的不快说出来，一开始她说着说着会哭，后来说着说着就笑了，就开始自嘲。

对于她来说，说出来，并且有人听见，就能卸下捆绑身心的包袱。

心里有疙瘩的时候，就会影响身体里气的运行，比如气堵在胸口，就会胸闷，胸口疼，有悲伤的感觉，时间长了无形的东西会变成有形的，比如乳腺增生。气堵在胃肠道，就吃不下，或者猛吃，便秘。时间长了，脾胃的功能就会下降，进而影响到肾、肝等。

对合适的人倾诉、吐槽，是一个整理身体气的运行的一个出口。过不去的东西，你说出来，被听的人接受了。或者你哭一场，可能就会明显地感觉到憋在胸口的这股气往下面走了。从中医角度来说，就是气机对了，身体的整体运行恢复正常了，该排泄就排泄，正气就回来了，胃口和消化能力也会回来。

身心是时时相互关联的，有人说学习中医就是学习用药治病，也有人说中医只治疗身体的问题，还有人说解决问题必须要找医生，这些都是对中医片面的理解。

我想说的是，要调养好我们这个身体，就要调养好我们这颗心，也许是唱自己喜欢的歌，也许是去自己想去的地方和自己好好地待在一起，也许是写一个故事，也许是临摹一幅画，也许是把堆在房间里不实用的物品断舍离，也许是找一个朋友，把心里压箱底的话全部倒得干干净净。

学中医并不是局限于如何使用药物，当你更多地了解学习到身心的关系，就会发现这些日常小事都在自然的规律中，展现着它们疗愈的特性。

旅行的意义：
打开身心，获得疗愈

我和朋友老汪一直有个理想，就是工作半年、旅游半年。又或者一边旅游一边工作。

我们计划先把喜马拉雅山附近的地区走一遍，然后再往西方走。学习不同的语言，了解不同的文化，认识很多不同的人，听他们的故事，看他们的生活，吃好吃的食物。如果能一直走，把钱花完了，或者变得特别穷也没关系，重点是，可以一直走，一直在路上。

但是你懂的，这只是理想。

我关注了两个博主，一个是骑着自行车往南美洲方向，一直骑行了8年。刚开始那个博主只是想请一个长假出去旅游，后来骑自行车旅游就变成了他的生活方式，带着锅碗瓢盆和帐篷，有时候做自媒体赚钱，有时候给人理发、擦鞋、打零工，然后继续走。

还有一个女孩，有一天忽然觉得生活特别没意思，就辞职了。之后两年内去了20多个国家，她说自己也没有多少积蓄，但会选择最经济的方式，比如当沙发客，自己煮饭。有时候选到的沙发客家庭比较破烂，有时候转车或转机过夜，可能就睡在长凳上。有人问她：你一个女孩怕不怕危险？她回复说：没怕过。

我研究了他们两个人的照片，从面部和身材来看，都很健康，阳气很足。**他们俩有一个共同的特点就是不矫情，一般人很纠结的事对于他们来说都不是事，遇到什么就接受什么。**虽然他们年龄都不大，一个 20 多岁，一个 30 岁上下，但他们对世界、对生活的接纳度很高。比起我们这些每天为了吃什么饭而纠结，为了买黑色还是红色的衣服纠结，为了辅导孩子作业大发雷霆的人来说，他们内在的世界是更宽广的，而且是不按套路行进的。

我认为这样的人才是真正富裕的人，身体富裕、心态富裕，并且对物质要求不高。

我并不是在说服大家啥都不干了去旅行，我想说的是旅行对于身心成长和身心疗愈带来的积极作用。

这些年我定居在江南城市，所以喜欢往西北方向走。去年春天我去了五台山，对于从江南出发的我来说，基本上就是从湿润而凝固的空气中，走到了流动的风中。五台山一年四季的风很大，当我进入山西境内后，小便开始变得特别多，而且食欲变好，皮肤浮肿少了很多，整个人看上去会瘦一圈，因为湿都代谢走了。西北这个方向对我来说是一个可以利水的方向。同理，如果去西安、兰州或青海、西藏等地区，可能也会有这个效果。

2019 年秋天我带娃去尼泊尔，接待我们的民宿主人是中国人，她热情地说："欢迎来到尼泊尔大农村。"如她所说，尼泊尔的首都，整个城市都是灰尘，下了飞机之后看到的建筑基本上就是国内 80 年代的建筑，而且几乎看不到超过 7 层的楼，街道上都是小杂货铺，找不到一个像样的商场。

路面都是不平整的、坑坑洼洼的，整个城市还没有红绿灯，所有车辆和摩托车都是按照他们自己内心的一种交通规则在路上行驶，接我们的司机在狭窄的路上急速地穿梭，好几次我们心都要飞出来，但他们似乎从来不担心有交通安全的问题，这份安心可能就是来自他们心中信仰的"love and peace"吧。然而，我们就像是在经历一场"回到过去"的旅行，感到十分有趣。

城市郊区有很多静怡的自然风光，是很多人向往的目的地，比如加德满都的郊外帕平山谷，你可以感觉到整个世界都为你停下了脚步，比如在奇特旺的野生森林动物园，你可以骑着大象走在丛林里。

最令我印象深刻的是我们遇到的当地人，无论他们是什么身份，服务生、小店老板、司机，和他们交谈时，感觉他们的时间好像很多，他们愿意和你聊很多，并带着微笑和尊重。

在这个旅途中，我们每走到一处都会想：在这里会遇见什么？会发生什么？会有什么样的人？会听到什么故事？没有提前做设定，只是抱着那种好奇宝宝的心态去看。旅行中一切事物都会很快过去，你不会想要错过任何一件事，所以所见所感都那么珍贵。

在我们的生活中，烦恼常常来自我们对生活固定的设定。 比如，我们认为今天早上的路必须是通畅无阻的，这个时候堵车就会带来烦恼。又比如我们认为孩子今天应该消化得很好，但得知他在幼儿园吃了很多奶油蛋糕发热后，我们就会烦恼。

但是，如果这一切都只是一场旅行呢？一切都是未知而暂时的呢？那我们也许就会更容易接受生命中发生的事。

妈妈的烦恼与开阔

一切都是未知的，一切都是"新"的，心没有被固定的设定所捆绑，这就是旅行中我们得到的疗愈。

在过去的每次旅行中，还有一个值得欣喜的地方是，我和娃这两个容易积食的人，并没有在旅行中积食，而且在返程后的很长时间里我们都没有积食。

也许是因为我们选的地方都是利水利湿的地方，也许是因为我们在旅途中对旅途的兴趣大过了吃，也许是因为我们的活动量比日常增多，也许是因为自然景观给我们补了土木之气。有一点我能肯定的是，去想去的地方旅行，身心都很放松，这种放松可以转化为一种消化的能力，消化食物以及遇见的新鲜事物。

因为身心的敞开，你会忽然发现身体能力会比想象得更好。这些年我有很多时候都想去旅行，但经常会因为没有办法去，感觉自己的心被困住了一样，做什么事情都觉得没劲。这就好像是心一直在驰骋，但身体走不动，就像是一辆汽车的发动机一直在转着，要启动去远方，但这个车的轮胎都被拆掉了，这个时候这辆车的心和身体就不在一起，就会产生内耗。

但是每次当我一坐上机场大巴，我的脑子就停了下来，能感觉到我的身体和行驶的路连接在一起了，我的心不再向外努力张望了，我的身心在一起，形与神一体了。**心灵和身体聚合在一起，不分离，就叫形神一体，这是中医养生最根本的东西。**

从中医角度来讲，旅行是对身心的打开，和运动、比赛、唱歌、跳舞一样，探索未知，思考未知，都是"开"的活动，阳的活动。

对于我这样的居家妇女，旅行就是把生命的笼子打开，把身体打开，把意识打开，在打开和动的过程中，找到一个适合我们的节律。

关于旅行，我个人的建议如下。

1. 如果有钱有时间，就去自己最想去的地方，不给未来留下遗憾。

2. 如果你是有点郁的体质，心里话总是憋着，那你可以尝试走到人群中去。比如去成都吃火锅，去西安看秦腔戏。如果你的腿脚还有些能量，那还可以去爬山，翻过一座山，在山中徒步，把心中的包袱卸下。

3. 如果你是那种容易有热证的体质，比如经常会烦躁，或者脑子里有很多事情停不下来，是个工作狂，那也许你可以去杭州或苏州，在西湖边喝茶，在太湖边找一凉亭坐下，听一听苏州的评弹。如果你脚力不佳，可以选择待在乌镇水乡，找一个在水边的民宿住几天。

4. 如果你是寒湿的体质，有气血不足、干啥都累的情况。那你可以往西北走，比如去西安爬城墙，去曲江看古建筑，去回民街一边走一边吃小吃，坐车到终南山感受一下山中的仙气。

解锁老母亲发怒的日常模式

我本来是理性克制之人，生了孩子之后却变得更容易发怒。我觉得我生气的风格倾向《倚天屠龙记》里幼稚的峨眉派，擅长的技能是不理人、不耐烦、用脸色骂人和咄咄逼人。

我总结了和娃相处的几种发怒模式，以下供参考。

第一种模式：要求自己一心二用甚至一心三用。举个例子，娃说要做一个手工灯笼，我问要做什么样的，娃说要用彩色纸做，做了第二天拿去幼儿园交作业。作为一个不太懂得爱，又有自知之明的妈妈来说，既然娃下了指令，那就必须要表现一番，证明妈妈伟大的爱。我对这件事的期待就是，我要认真仔细地做一个完美的彩色莲花灯笼，以显示妈妈的耐心和长情。这是这件事的重点。

在网上看了教程，选好了材料，开始动手，两分钟不到，我就已经全神贯注了。然而，娃却已经觉得甚是无聊，我尝试让他做一些简单的事情，他做不好，就开始玩别的玩具。不到一会儿他又去看动画片。

过了一个小时，我才做了一半，他开始烦躁，开始找麻烦，让我给他修理其他的玩具，让我给他找吃的东西，最后哭闹着让我陪他玩。我马上就可以做出灯笼的雏形了，看着他委屈的表情，手却无法从手工上挪开。我一边想安慰他，一边又想赶快做完手工让他睡觉。此时我感受到胸口有一股气堵在那里，然后我用最大分贝的声音冲口而出："你让我做手工，现在你又嫌我做手工不理你？又让我陪你玩？你到底要我怎么样？"

语气咄咄逼人，即便是成人也应该无法正面回应。

从中医的角度来讲，当人全神贯注地做一件事情的时候，如果同时还想着要去做另外一件事，心神就会试图从"专注"的事情上面走开，走到其他的地方。

身体是有边界的，心神要去两个不同的地方，身体就会做出提醒。气机本来往下走的，心神一乱，气机就乱了，就会有气往上走，堵在胸口无法释放，大声吼叫就是释放这个堵住的气，堵久了会影响到乳房和肝的功能，还有脾胃。虽然吼叫并不是好的办法，会伤害到亲人，但毕竟是本能的自救，所以我们也需要感谢这个身体的机警，要原谅自己。

类似的模式里，还会出现的场景：比如大人在用手机回复重要工作内容，孩子过来不停地问你十万个为什么；大人在和朋友聊天，孩子过来想插嘴插不进来，就开始捣乱，狂吃东西，情绪低落。

我们需要觉察的是：我们是不是必须要求自己在规定时间内做好一件事？不能协调？不能变更？如果做不好，我们是否会认为自己不够努力？如果当时我能够觉察到这些，就可以有更好的选择。比如，我可以放下手上的东西去陪他，明天再做，或者干脆不做，也可以让孩子去和其他家人玩。

第二种模式：我们做好的时间管理计划，被娃的自在天性完全打乱。举个例子，晚上八点半了，该睡觉了，于是我开始进行哄睡系列：脱衣服上床，拉窗帘，躺下，抱一抱，拍一拍，关灯，唠嗑三五分钟，然后，我把自己给拍睡了，忽然间醒来，发现娃竟然还没有睡，一看表，深夜十点五十五分！而我的期待是我可以温柔地把孩子哄睡，让他甜甜地睡着。把孩子哄睡之后，我还可以静坐一会儿，整理一些心绪。

我一开始安慰过自己：8 点半不睡，9 点睡也是可以的，实在不行 9 点半睡，最晚不要超过 10 点。我认为自己已经非常宽宏大量了。看到时间的时候，我坐起来，感觉到胸口的气再次涌动，我怒吼了一声："赶快睡觉！都几点了还不睡觉！"娃被我吓得不敢再轻举妄动，扔掉玩具，大脑放空，很快睡着了。

之后我就开始愧疚，痛恨自己刚才的失态，我摸到自己的下腹部发凉。所以我认为生气这个情绪是寒的。这个模式在身体上的变化是心神早就开始做自己想做的那些事情了，只是因为客观原因身体没有跟过去。身体不允许自己的身心分离，心神一乱，气机就乱，人胸口不舒服，就给自己做了提醒。这个模式我们需要觉察的事情是：是不是必须按照刻板的时间来进行吃喝拉撒睡的活动？界限在哪里？有多少空间？是不是自己必须不能发火？必须温柔？其实吼叫之后这个事情就过去了，就是一瞬间的事情，孩子不一定会放在心上。老母亲有温柔也可以有严厉，更多的时候，是我们对自己的行为难以宽容。

第三种模式：别人说到我的弱点我不想承认。举个例子，刚开始学中医的一两年，家里人不认同我说的话，娃有一次腹泻，我认为是寒，家人却要用一个凉药。当我反对时，家人说我："你这是胡说八道，哪有那么多的寒，你又不是医生。"

我带着一腔胸膛里的气与家人进行了一番理论，理论之后，家人虽然不再说什么，但表情上的表现就是"算了，你那么能说，听你的，你爱任性你就任性吧。"我虽然擅长辩驳，但没有说到他们心坎上去。我也知道我输了阵。

此后我就一直郁郁寡欢。但凡遇到类似的情况，这个情绪就会反复，而且一点就着。其实当时我对于分辨寒热并没有底气，我自己是有数的，但我不愿意承认。**别人说的如果是我们愿意承认的真相，我们不会生气的**。比如我们是女性，有人骂我们：你这个臭男人。我们只会笑，因为我们对自己是女性这件事非常有底气。**所以在这个模式里面，我们要去觉察的事情是**：我们愿意承认自己的问题吗？我们愿意面对自己的问题吗？我们是否要做一个没有缺点的人？我们是否可以先选择做一个真实的人？

总的来说，我们的生气都是指向自己的。我们总会在心里说："我真是个傻瓜。"

发怒其实是一个非常被动的生活状态，也就是被某种惯性的力量推着走的，那个时候，我们并不强大，反而非常需要帮助。但是这并不是没有钥匙解锁，无论是什么模式，有一个我们都可以做的事情就是，觉察到我们发怒的真正原因。我们可以离开那个场景，一个人独处，仔细审视，发现根源，就有解锁的可能性。

从身体能量角度来说，能发怒的人，往往在身体上是有能量的，只是我们需要学会如何使用这些能量。

妈妈的烦恼与开阔

说说过去我减肥的二十年

从 15 岁开始，同学们跟我提起她们裤子尺码的时候，我就意识到我的情况不容乐观了。

我问："你最胖的时候穿几码？"她们回答："我很胖的，我穿 27、26。"说完之后还一脸羞愧的表情。而我这些年里从来没有想象过自己穿上 27 码裤子的样子。

又过了两年，大家都情窦初开了，理所当然地，我也开始注意自己的形象。因为脸肥，加上眼睛小，还是单眼皮，我就留了好大一片刘海，盖住左半边脸，留一只眼睛看路走路，为了显瘦，我那一两年买的衣服都是黑色紧身的，而且我从小就阳气不足，也不爱笑，见人也不打招呼，所以后来有人给我起了个外号叫"杀手"。这也是我多年后才知道的。

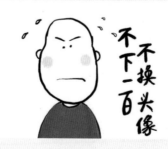

光吃菜的不只是燕子，也可能是肥鹅

小时候一开始减肥，我只知道从吃的东西上下功夫。爷爷给我盛一碗饭，我就拨回锅里半碗，再夹半碗蔬菜填进去。我给自己定的标准是，饭和菜在碗里必须是平平的一碗，不能鼓出来，不能堆成小山。

当时学习用脑特别多，这样一来我就特别容易饿。但是为了减肥我得忍着，晚上饥肠辘辘地入睡，忍了好几天之后，我再去称一称看看这些天的痛苦有没有价值。然而，情况常常是，体重只少了半斤或者二两。于是我就会有一两天报复性吃饭，比如一次吃三碗米饭。

步入职场之后，有同事劝我应该完全戒掉主食，比如说一天三餐只吃蔬菜沙拉、水果、酸奶。我立即就执行了这样的方法，有时候我会坚持一周不吃主食，在后来的一个周末狂吃主食。当疯狂的一周过去之后，体重秤报告的数字可能是只瘦了一斤，甚至完全没有瘦。

我一直在想，这个广为流传的"不吃主食减肥法"为什么没效果？学中医之后，才有点理解这个道理：人吃下去的主食和种子类食物，是可以补充人的精气的。这种精气会为身体的循环代谢提供能量。如果人摄入的精气不足，消耗又大，身体为了保护气血不会虚亏得太厉害，就会让循环和代谢减速，虽然看上去摄入得少了，但实际上能够转化(气化)的能量也少了，人体垃圾（粪便、水饮、痰湿等）也就会代谢得更慢。

之后我还不定期地试过不吃晚饭、不吃早饭，或者不吃午饭，慢慢地就变成了不吃早饭、不吃午饭、狂吃晚饭，或者是

妈妈的顺恼与开阔

忍住不吃晚饭之后，躺在床上一直想着牛肉拉面、鱼香肉丝盖浇饭、鸡腿汉堡配可乐，直到半夜一两点才睡着。

在 2010 年夏天，朋友 liz（我们是漫漫减肥路上的忠实伙伴）告诉我，减肥不光不能吃主食，还不能吃任何有味道的东西，而且如果想要快速有效，最好啥都不吃，同时再做点运动。当时我发现有个帅哥喜欢我，但我对自己极其不自信，我便开始疯狂执行 liz 的建议。

在那一两个月里，我一天之内最多只吃一根黄瓜和一瓶酸奶。特别饿的时候，就去街边的冒菜店，点一碗不加麻辣不加盐的冒菜，因为那样我就能在店里闻到油泼辣子和花椒过油后扑鼻而来的香气。并且我还会每天去做 1 个小时慢瑜伽，每天坚持，雷打不动。

两个星期过去的时候就有人说："呀，你瘦了。"

我看着自己逐渐趋向"s"的身材，当时觉得自己真是一个性感又有毅力的女青年。但是过了不久，我的身体开始出问题了，我患上了慢性荨麻疹，一度以不过敏为傲的我，无法接受这个事实，我不是从小都不过敏吗？我怎么就变成过敏体质了呢？我问医生："为啥本来不过敏的现在就过敏了？"医生说："可能是营养不良！"

寻找一种不累又有趣的运动法

我从小都是不爱运动的，如果你能回想起初中某一个不爱说话、体育永远不及格的女同学，那基本上就是我的样子。但是减肥嘛，运动是躲不掉的项目。节食方面没有进展，我就在运动上下功夫。

上大学的时候我会睡前做 100 个仰卧起坐，后来是 150 个、200 个，坚持得不错。2 个月之后确实腰细了不少，掉了两斤肉，但是这个运动有个缺点，只要偷懒几天不做，就无法保持之前的成绩。仰卧起坐需要极大的体力消耗，对于阳气非常不足的人，过量的运动反而会浪费掉身体循环代谢所需的能量，尤其是在晚上大量运动。当时我做完了仰卧起坐之后睡觉总是睡不醒，其实就是阳没有被修复好。

后来我发明了一种不累的运动方法：用空拳敲肚子，或者敲大腿，哪里肉多就敲哪里，我想反正就是让肉抖动起来就好了。在大学的宿舍里，每天晚上大家关了灯，听着某个说知心话的广播节目，我掀开我的衣服半躺在那里用四三的拍子敲着肚子，一直把宿舍其他 7 个人敲睡着。我其实从未想过这个方法会有效，但敲了以后真的会瘦。

后来我知道原来敲的地方恰巧是带脉，也就是腰腹之间沿脐水平线横向运行的脉络。敲这个地方利于排湿排寒，打通堵塞之处。而我敲的大腿外侧是胆经，敲这个地方可以刺激胆经，对肝胆有益，还有利于身体排毒，基本上也是会有疏通清理的效果。反过来说，如果你敲这两处感觉到有酸痛感，基本上就知道自己的身体是有局部的淤堵的。

不过，运动都十分无聊，哪怕是这种不累的运动。为了增加运动的乐趣，我就找朋友去散步，在吹着微风的傍晚和朋友聊 1 个小时八卦，走完 5 条街，但后来我发现除了建立友谊之外对减肥没有什么效果。我猜想走路的时候说话会浪费能量。运动是可以补气的，但运动的时候说话是漏气的。

再后来我就一个人步行去往某个目的地，比如下班后，戴着耳机听着音乐，看着路上的风景，心里回忆着过去，畅想着未来，就这样走1个小时。但是也没有明显的减肥效果，至少对于我来说是如此，而且每次走完之后，我的手脚都会肿胀。现在回想起来也是因为晚上过量运动损耗了阳气，形成了水饮。

还有一段时间有个朋友让我做大礼拜，就是五体投地。做的时候挺费劲的，但是的确有用。一开始做完半小时之后，虽然肌肉上会有疼痛的拉扯感，但感觉到脚步变得比较轻盈，说话的声音会响亮一些，而且情绪上比较稳定，注意力会集中，身体的舒适度会提高。中医恰巧也说过这个运动，这个运动会按摩到全身的经络和穴位，从手掌到胳膊，到腹部、背部、臀部、腿部、足部。这是一个可以清理淤堵，同时补气的运动。不过，我并没有坚持很久。

瑜伽几乎是我坚持最久的运动了，它的有趣之处在于做的时候会有痛感，但同时你又知道那种拉伸的痛感是有价值的，你就会很享受那种痛感。最重要的是，瑜伽练习的是身心整体。它不会太限制你，也不会过于要求你，运动强度的弹性空间很大，想柔和一点就柔和一点，想有力量一些就有力量一些，在气息的调整过程中，身体和情绪都得到整理，所以我陆陆续续坚持了好几年。

瑜伽让我明白了一个道理，瘦不一定是体重秤上面可以展示出来的瘦，还可以是形体上的瘦。体重的变化可能不大，但是身体更紧致了。中医的说法就是气血的密度增大了，可能你还是120斤，但你看上去会很苗条，而且有型。这是健康的瘦。

这个运动在我生产之后就停了，再后来经历了月子大餐、追奶，关注屎尿、夜醒，等我偶尔想起照镜子的时候，发现自己已经胖了，那时候一直在135斤的巅峰体重踟蹰不下，过去的光荣一去不返。

生活方式和体质的总体改变最有效

从接触学习中医那年开始，我急于把儿子的体质调好，所以，我也顺便研究了我自己的体质。我了解到自己的问题是，中焦虚，下焦更虚，先天虚，后天也没有好好保养。**这让我不禁思考一个很大的问题，这些年来为什么我始终无法成功地瘦下来？**

我在想，一个人的身体为什么会是虎背熊腰的，而不是挺拔干练的？一个人的身体为什么是软塌塌的，而不是弹性十足的？一个人的性情为什么总是死气沉沉的，而不是精力旺盛的？一个人的体重为什么总是 130 斤，就连努力减到 100 斤的时候，她看起来也是没有型的？中医给我的答案是：这意味着这个人整体的生活方向出了一点问题。

身材是整体生活的一个展示。身材背后诉说的是一个人的生活状态、情绪状态、身体状态、工作状态等等。

你每天吃什么？怎么吃？吃多少？几点睡觉？什么时候洗澡？吹多长时间空调？工作多长时间？加班多长时间？熬夜多久？有没有早起？有没有和人闹别扭？有多少委屈？你和身边人的关系如何？你做的事情有多少是你喜欢做的？每个决定你如何选择？这些都会影响到一个人的身体状态。

那时候我的笨办法就是反馈式喂养自己。按照中医所说，对于减肥不利的食物包括某些水果、饮料、甜食等，当一个人的气血运行得不那么理想时，这些食物就会减缓代谢的速度，同时也会产生部分的代谢垃圾，如痰湿、水饮等等。而这些垃圾会让人看起来肿胀，也就是所谓的"虚胖"。

当我明白了虚胖是阳不足，那么重点就是补充阳，和减少对阳的消耗。

忌口生冷就是减少对阳的消耗。我亲测过很多水果，尤其是很甜的和很寒的水果。我是吃这些水果就会更便秘的体质，而且前两年如果我吃下去一点，第二天肯定会水肿，会肚子变大，身上很黏。我就干脆忌口了此类水果、饮料、奶制品以及所有含有添加剂的食品。于是我把食谱简化成了幼儿食谱，为的是让食物尽最大化地被吸收利用。总体的原则是饭管饱，菜少油或无油，不吃寒凉、生冷食物，多吃暖食。暖食里面我发现有利于增加代谢率、增加阳气的食物包括土豆、花椒、生姜、辣椒、面食等。

晚睡是一个大坑。我发现只要超过 11 点睡觉，我的舌头就会有很多齿痕，非常水滑。第二天脸就是肿的，也会便秘。不管前面做了多少努力，一旦晚睡就前功尽弃。晚上是修复阴阳的最佳时机，身体不能得到充分休息，阴阳就会不足。

为了补充阳气，我尝试了脐贴和艾灸。艾绒、花椒和桂圆肉做的脐贴可以振奋阳气、排湿，我这几年一直在用，十分有效。它会增加排便率，而且用的时候，我感觉肚子上有很多湿被排出来了。艾灸也是有效的，我通常会艾灸关元、神阙、三阴交，这几个地方都是我身上偏凉的地方，偏凉的地方意味着循环不好，而且这几个地方也是给消化代谢系统补充能量的穴位。

艾灸和脐贴使用的诀窍并不是长期坚持，而是在身体需要的时候使用。也就是说我们要对自己的身体有一个密切的观察。

在儿子两岁那一年，有一次我和儿子两个人一起发热。从学中医的成果来看，那次发热可喜可贺，因为那意味着我的免疫系统可以通过发热的方式来对抗邪气。3 天发热完了之后，几个朋友说：你瘦了。我一上称，118 斤，一个久违的数字，而且是看上去 110 斤的那种 118 斤，是因为体质改善而来的 118 斤。这个数字持续了几年，我至少是没有变更胖。

在那之后，我每年大概会发热几次，由原来的不会发热到会发热，由原来的不会流鼻涕到会流鼻涕。中医老师说，这是里面的寒湿跑出来了，病由里出表，是体质进步的表现。

如果心里一直住了一个胖子，就没法了……

直到现在，我认为对我来说最励志的文章就是减肥传记。我认为一个有决心和执行力的人，是可以一直保持身材不会倒退的，基本上就是一个成功的人。这意味着这个人自律、自爱、自重、勇敢、坚守承诺、向往美好，而且可以迎接对习性、欲望的颠覆。每当我看到这样人的故事时，都会心潮澎湃。

这样的人有力量。那减肥不成功的人呢？

在减肥的多年里，我还求助过很多心理学的老师。有老师说，胖是对自己的不接纳，心里一直住着一个胖的、不好的自己。他们还说狂吃的人是因为自己内在有一个非常虚弱的部分需要营养，是因为没有得到足够爱的滋养，所以用食物来填满自己，因为那可能是最无害的方式。

中医也有对精神和身体相互影响的解释。当一个人的心神，总是放在对外界、外在事物的追逐时，心神就无法和身体合一，这就会影响这个身体的消化吸收功能，就会吃了还是觉得饿，吃了很多还是会有不饱足的感觉。

这就好像一个人在看电视的时候吃东西，总是会吃很多还感觉不饱，而坐在一个对你有很大意见的人对面吃饭，也总是会感觉不到饱。又或者吃饭的时候一直会想起某个冷落自己的人，或者某个人对自己的评价，这顿饭就会吃得很多，或者很少。如果一个人长期处在这种状态，就会吸收不了营养，要么就特别瘦，要么就比较胖。

于是我很多时候都在想，到底是什么让我的心神总是不能和身体在一起？ 我花了很多的时间和精力去思考：为什么我会有那种深深匮乏的感觉？为什么我总是对自己的品质有一种深深的怀疑？有心理学老师说是潜意识的种子，有的说是信念系统，有的说是小时候的记忆，有的说是原生家庭。

但无论是什么理由，更重要的是，在那些吃得停不下来的时刻，我是不是能够意识到自己是因为匮乏感而出现如此状态呢？在晚上因为某个人的一句话翻来覆去的时候，我是不是明白，这是我对自己的某种宣判呢？在努力要做出我认为好的样子的时候，我是不是知道，这是因为我觉得我必须要抽着鞭子让自己完美？我必须要说，不断在这样的时刻追问自己，这样的练习，会让紧张的身体慢慢地松弛下来。松弛的当下，那个匮乏感就消失了。松弛了，就可以通，通就有阳。

后来有一天我忽然发现，我心里一直认为自己胖，但其实自己也并没有多胖。我也许只是有点肉而已。这些年不止一个朋友跟我说，我脸胖的时候更好看。我最近看过去自己最瘦的时候的照片，竟然觉得照片里的那个人不那么可爱，要是再胖一点就好看了。

我恍然大悟：原来这些年我追求的并不是瘦，也不是胖，而是一边胖一边减肥不成功的过程。

如果胖是缺点，那减肥就是意识到了自己的缺点，而减肥不成功则是对自己的努力保持了谦逊的态度。这个努力又失败的过程让我感觉到巨大的生命力，有一种珍贵的东西在涌动，它让我感觉到自己努力又深刻地活着，让我感觉到我和很多努力又失败的人心连在一起……

所以我想，我还是继续胖，继续减吧。

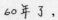

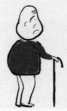

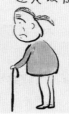

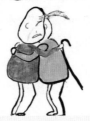

关于流产的创伤

2008 年的一天，我在诊断书后面写下六个字，同意终止妊娠，之后签名。

当被推进麻药时我感觉到一种身体上的酸楚感，说了一声疼，然后就说不出话了。

中医认为，麻药进入体内，人感觉到酸，是因为气血运行速度降低，失去知觉是因为进入一种气血活动极低的状态中，就好像冻僵的时候会没有感觉。所以根据这样的表现，中医倾向于认为麻药是偏寒性的药物。

所以显然我们不能否认人工流产，尤其是无痛人工流产对人体造成的伤害，并且我们知道这样的伤害会持续挺久的一段时间。在我身上表现出来的是长久反复的膀胱炎，消化不良，长期腹胀，脊椎处常常有压痛感等等。

中医的理解是脾胃虚寒，肾气不足。在《生命的重建》这本书中提到，膀胱的问题所隐藏的心理语言是愧疚，无法从过去释怀。而消化不良是焦虑和恐惧。

我醒过来的时候还在发抖，听见医生说了一句：怎么这么多血。接着我被抱下来去病房的床上躺下，宫缩和刮宫的疼痛持续了大约两个小时。那是夏天，我要求盖厚被子。发抖是人的一种本能，意思是试图让全身的气血重新再活络过来，通过这种抖动排寒。

我的朋友 L 有一次跟我提起自己的一个梦：梦见孩子没了。她说梦里孩子生病进了医院没有救回来，哭醒过来，看见两个丫头在床上熟睡，左手右手拉起孩子们的手放在自己身上，才放心地继续睡着。连续几天她想起这个梦，依然惊魂未定。

我问她，你会担心孩子突然死去吗？

她说会。

L 曾经在怀孕 4 个月的时候检查出胚胎重大的发育问题，最后在医生的建议下选择引产。在这之后 L 患上了子宫肌瘤，从中医角度讲这是一种淤堵，通常是气血和情绪的淤堵，这种淤堵往往是来自于寒。这个寒一方面是来自于引产带来的子宫创伤，更多的是情感创伤，造成气机的不顺畅，从无形到有形的过程。

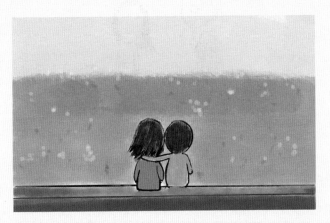

闺蜜 H 的母亲是一位妇产科医生，许多年里，她看到过一些经历过多次流产的姑娘。她们很多会隐瞒流产次数，但作为医生的她一检查她们的子宫就会知道。她们会希望自己表现淡定，但那些藏在后面的恐惧和自我讨伐，也在 H 母亲的眼里无处遁形。

从中医角度来说，当一个人一直自责于一件事或一个人，神就会不足。

妈妈会因为流产本身，因为本能的善，陷入一种创伤中。即便没有看到明显的心理创伤，那身体也会代替心说话，用病痛来提醒，用莫名的情绪来提醒，那些不能忘记的时刻。

有新生就要有死亡，有顺利就要有无常。在自然法则里，我们似乎都没得选。只是，我们是否可以有可能，做一个尽量不后悔的决定？

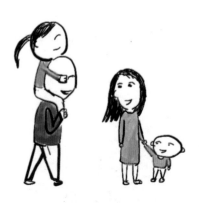

那个决定也许是可以让我们放心做任何想做的事情，不用总是求神佛保佑的决定。那个决定也许是让我们可以在深夜独处时不会莫名恐惧的决定。那个决定也许是让我们完全信任自然给孩子生命的赠予，不用焦虑孩子总会生病的决定。那个决定也许是我们在快乐的时候能尽情快乐，不会觉得自己不配太快乐的决定。

那对于已经经历的事要怎么抚平呢？

不得不说很难，但并不是没有办法。

💗 流产后的身心调理

从中医的逻辑上，我们可以更多地关注到我们下焦的状态。

我们可以经常地艾灸我们的关元和八髎。我们身体里陈年的寒气都储存在下焦，如果你经常摸到小腹和腰是凉的，就可以这么去做。顺序上，我们可以先艾灸八髎（先在督脉把能量打开，释放不需要的部分），再艾灸关元（再把能量收回）。

艾灸时的要点：先找到一个安静的房间，让自己躺下来几分钟，或者是坐着几分钟，感受自己的身体，尤其是去感受自己小腹的位置，把注意力完全放在小腹内部。可以感觉一下你的小腹是松弛的还是紧绷的，是寒冷的还是温暖的，是有生命力的还是怠惰的。要这样认真地去感受自己的小腹。

接着，（让你的家人或自己）点燃艾条（尽可能地选用手工的、高品质的艾条，年份可以选择3年或5年的）对着你的关元穴（肚脐以下四指的位置），距离20厘米左右，如果艾条的直径较粗，距离可以再远一点。距离合适的关键是，你的腹部感觉到的是一种暖暖的被热能温暖的感觉，而不是一种被烧烤的感觉。

艾灸的原理与烤火不同，烤火的时候虽然我们会很快感觉到热量，但是这种热量会马上消耗掉身体里的津液，会在很短的时间里感觉到燥。艾灸时，我们要注意距离和温度，保持一种温煦的、慢慢渗透的灸的节奏。

在艾灸的时候，手腕需要放松。艾灸几分钟后，你的身体和艾条的能量连接上了，这个时候，你就可以让艾条顺应着一种气感在空中慢慢地移动，有时候艾条会随着身体中气的运动顺时针旋转，或者上下移动，这个时候只要顺应这个气感去移动就可以。

如果你能够感觉到身体的气把艾条推向身体外侧，这个时候这个穴位的艾灸就可以告一段落，可以灸下一个穴位了。

当然，你也可以选择其他的任何一个你感觉到温度比较低的身体部位去艾灸。每次艾灸尽可能保持在半小时以上，可以每天艾灸，或至少每周做 2 次艾灸，坚持一段时间。

在心理上，我们能够做的练习是，在一段时间里冥想。同样也是在你完全独处的时候，让自己安静下来几分钟，感受自己的身体，自己的呼吸，然后想象你那没有机会出生的孩子在你的脑海里出现。

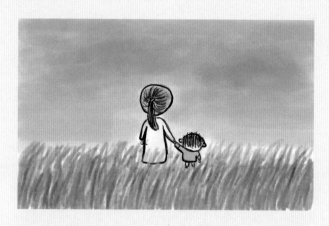

然后看看脑海中的孩子，是男孩还是女孩，看起来多大，是胖的还是瘦的，眼神和表情是什么样的，是开心的还是不开心的，这是我们潜意识中孩子的样子。

也许这个时候我们可以试着向这个脑海中的孩子去表达自

己的想法。也许你可以说："孩子，对不起。请你原谅我。"又或者你可以说："妈妈很想你。"

　　就这样和潜意识中的孩子去进行一个对话，也许这个时候你会流露出愧疚的情感，那会是一种很好的释放。在那个释放中，你也许会最终与自己和解。